RECHERCHES

SUR LA RAGE.

AVERTISSEMENT.

Ces Recherches sont insérées dans les Mémoires de la Société Royale de Médecine ; si elles paroissent séparément, c'est pour satisfaire aux vues du Magistrat qui a fondé le prix sur la rage, & qui vient d'augmenter ce prix en le portant à la somme de douze cent livres, & afin d'empêcher les concurrens de perdre un temps précieux à faire des recherches déja énoncées dans ce Mémoire.

RECHERCHES
SUR LA RAGE,

PAR M. ANDRY.

Lues à la Société Royale de Médecine, le 13 Décembre 1777.

A PARIS,

DE L'IMPRIMERIE de PHILIPPE-DENYS PIERRES,
Imprimeur de la Société Royale de Médecine,
rue Saint-Jacques.

M. DCC. LXXVIII.

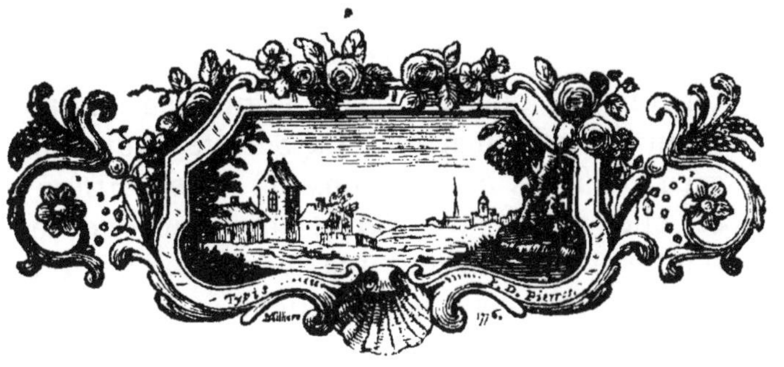

RECHERCHES

SUR LA RAGE.

La rage eſt une des maladies qui méritent le plus l'attention des médecins : ſa nature n'eſt peut-être pas aſſez connue, quoique nous ayons pluſieurs traités ſur cette matière. Les funeſtes effets qu'elle produit, la rendent ſi redoutable & en même temps ſi dangereuſe, que l'effroi ſe répand auſſi-tôt que l'on apprend que quelqu'un a été mordu par un animal enragé. Un magiſtrat reſpectable par ſon amour pour l'humanité (*a*), touché des ravages qu'elle exerce, ſur-tout dans les campagnes, a remis à la Société Royale de Médecine une ſomme de douze cent livres pour être diſtribuée à celui qui dé-

(*a*) M. Lenoir, conſeiller d'état, lieutenant-général de police, aſſocié libre de la Société royale de médecine.

termineroit quel peut être le meilleur traitement de cette maladie. La Société avoit déja reçu plusieurs observations sur cette matière, & elle a cru qu'il seroit important de les rendre publiques, afin que les auteurs qui travailleront sur cet objet, puissent en tirer quelqu'utilité.

Nous croyons qu'en publiant ces observations, il ne sera point hors de propos de dire un mot de la rage & de ses espèces, de rapporter les opinions des auteurs sur l'analogie du virus de la rage avec les différentes humeurs, de présenter les phénomènes qui se sont trouvés à l'ouverture des cadavres, & de donner la liste des principaux remèdes vantés comme spécifiques.

La rage, qui est aussi nommée *hydrophobie*, parce qu'elle est souvent accompagnée de l'horreur de l'eau, est une maladie convulsive & spasmodique, qui se termine ordinairement par un délire furieux, quelquefois sans fièvre. Ce délire revient par accès, & alors les malades se jettent sur ceux qui les approchent, leur crachent au visage, les mordent & les déchirent à la manière des bêtes féroces. Ils écument, tirent la langue & jettent beaucoup de salive : leur visage est rouge, leurs yeux sont étincelans & égarés; ils sont tristes & inquiets, ils ont de la peine à soutenir la lumière & cherchent l'obscurité, & ils finissent par avoir de l'aversion pour l'eau, les liquides de toute nature, & même pour l'air, le vent, les flots de la mer, le bruit des rivières, les glaces des miroirs, les couleurs blanches, & tout ce qui peut faire naître l'idée de l'eau (*b*). Lorſqu'on leur préſente quelques boiſſons, & qu'on les force d'en prendre, ils entrent dans des convulſions terribles; le ſeul nom de l'eau, ou de l'animal qui les a mordus, les jette dans ces accidens; enfin quelques uns ſont *pantophobes*, & craignent tout ce qui les approche & les environne.

La rage eſt ou ſpontanée, telle qu'elle arriva au premier animal qui en fut attaqué, & qu'elle ſe produit dans certains animaux; ou communiquée.

On la diſtingue encore en commençante, en confirmée, en maligne & en bénigne.

De la rage ſpontanée.

Quoique l'homme ſoit rarement attaqué de rage ſpontanée, il n'en eſt cependant point exempt. Quelquefois la rage eſt cauſée par une vive affection de l'ame.

Une ſervante ayant été vivement preſſée par un jeune homme dans le temps de ſes règles,

(*b*) Il faut remarquer cependant que quelques malades ſont morts de la rage, après avoir éprouvé tous les ſymptômes de cette maladie, mais ſans avoir témoigné ni la difficulté d'avaler, ni la moindre horreur de l'eau. *Méad.*

cette évacuation s'arrêta ; & quelques heures après, le jeune homme ayant renouvellé ſes tentatives, la fille entra dans une eſpèce de fureur. Dès ce moment elle ſe plaignit de douleurs vagues par tout le corps, & ces douleurs furent ſuivies d'une fièvre ardente & d'un délire ſi violent, qu'il fallut lier la malade. Ces accidens furent ſuivis de l'hydrophobie la plus décidée. A la vue de toute eſpèce de liquide, la malade tomboit dans des convulſions affreuſes ; elle rejetoit juſqu'aux alimens ſolides, & il ne fut pas poſſible de lui faire prendre aucun remède. Les ſaignées amples & réitérées, les bains d'eau tiède, ceux d'eau froide, & les lavemens furent employés inutilement : elle mourut trois jours après ſon accident. *Sauvag. Noſol.*

La rage eſt auſſi ſurvenue ſans aucune contagion dans les cas ſuivans :

1°. A la ſuite d'une eſpèce d'hémitritée. Hippocrate nomme ceux qui en ſont atteints, brachipotes, *parvi bibuli.*

2°. Elle eſt l'effet de la chaleur qu'on aura eſſuyée en voyageant pendant l'été. Voyez dans le *Journal de médecine*, tom. 7, juillet 1757, pag. 3 & ſuiv. 1°. l'hiſtoire d'un payſan de dix-huit à vingt ans, devenu tout-à-coup hydrophobe, après avoir fait ſix lieues à pied par une chaleur exceſſive. Cette obſervation eſt de M. Laurens, docteur en médecine des facultés de Montpellier & de Douay. 2°. Celle d'un jeune homme de trente ans, attaqué d'hydrophobie après une marche forcée à deux lieues de Paris. *Journal de médecine*, tome 8, août 1757, pag. 81 & ſuiv. Cette obſervation eſt de M. Lavirotte, docteur-régent de la faculté de médecine de Paris. 3°. L'obſervation de M. Marrigues, chirurgien de Verſailles, rapportée dans le *Journal de médecine*, novembre 1767, pag. 470 & ſuivantes. Voyez auſſi Van-Swieten d'après Boërhaave, Salius Diverſus, Marcellus Donatus, François Sanchès, profeſſeur en médecine de Toulouſe, qui rapporte l'hiſtoire d'un avocat attaqué de fièvre continue & d'hydrophobie, à la ſuite d'un chagrin, & de l'ardeur du ſoleil, qu'il avoit éprouvée dans un voyage de deux jours.

3°. A la ſuite d'une chute avec commotion. Voyez l'obſervation communiquée par M. Trécourt, chirurgien-major de l'hôpital royal & militaire de Rocroy, *Journal de médec.* tom. 6, février, 1757, pag. 139 & ſuivantes; ou d'un coup reçu à la tête : & pour lors elle eſt accompagnée de céphalitie. Voyez *Eſſais de médecine de la ſociété d'Edimbourg.*

4°. Après avoir bu de l'eau froide, quand on eſt fort échauffé. Voyez *Koëhler*, cité par Morgagni.

5°. A la ſuite d'un accès d'épilepſie, ſuivant Maſſa, & comme l'a obſervé deux fois ſur ſon domeſtique Vandelius, premier médecin du duc de Modène. M. Brieu fils, médecin de l'hôpital de Draguignan, a fait la même observation sur un soldat attaqué depuis six mois de douleurs de tête habituelles & très-cruelles, qui dégénérèrent en accès d'épilesie. Voyez aussi le tom. 3 des *Lettres de Gui Patin*, lett. 362, pag. 78, éd. de *La Haie*, 1707, & de *Roterdam*, 1735.

6°. Dans les fièvres malignes & putrides. Voy. *Salmuth.* cent. 2, observ. 42. Borelli de Castre, cent. 3, observ. 38. Schenkius, liv. 7 de ses *Observations.* M. Coste, trad. de Méad, tom. 1, pag. 162.

7°. Dans la péripneumonie. Voyez *Journal encyclopédique*, tom. 13.

8°. Dans l'inflammation de l'estomac. Voyez l'observation du docteur James, *Essais de médecine de la société d'Edimbourg*, tom. 1.

9°. A la suite de la mélancolie ordinaire. *Ephém. germ.* ann. 1687.

10°. Dans un violent paroxysme hystérique. *Méad.*

11°. Dans un paroxysme de palpitation de cœur. *Méad*

Il est parlé dans les *Ephémérides des curieux de la nature*, tom. 3, observation 205, d'une hydrophobie passagère qui eut lieu dans une *cynanche* varioleuse (c); dans le *Journal de médecine*, tom. 16, janvier 1762, pag. 33, d'une

(c) Cette observation est de M. Mazars de Cazelles, médecin à Bédarieux.

femme qui, dans onze groſſeſſes, a éprouvé dès le moment de la conception, pendant les quatre premiers mois, une hydrophobie ſpontanée ſi forte, qu'elle ne pouvoit même ſouffrir que les autres buſſent en ſa préſence, & que le bruit de l'eau lui étoit inſupportable; & enfin dans une thèſe de M. Sielig, d'une hydrophobie ſurvenue pour avoir mangé des fruits de hêtre (*d*) : ils avoient cependant pu être infectés par la ſalive d'un animal enragé.

Gui Patin fait mention de deux exemples d'hydrophobie ſpontanée, différens de celui que nous avons cité : le premier ſe trouve dans le tom. 1 de ſes *Lettres*, pag. 275 & 285; il le rappelle de nouveau, tom. 3, pag. 196; le ſecond exemple eſt rapporté au tom. 3, même page, où il dit : *æquè naſcitur hydrophobia ſine rabie à causâ internâ quàm ab externâ......* ce qu'il aſſure avoir vu pluſieurs fois en ſa vie.

De la rage communiquée.

Si l'on ne trouve dans les auteurs que quelques obſervations éparſes ſur la rage ſpontanée, malheureuſement il n'en eſt pas de même de la rage communiquée. Nous ne nous éten-

(*d*) Cette thèſe a été ſoutenue le 8 janvier 1762, par M. Chrétien-Fréderic Sielig. Elle a pour titre : *de hydrophobiâ ex eſu fructum fagi ;* nous croyons qu'il eſt néceſſaire d'en donner un extrait, que l'on trouvera à la ſuite de ces Recherches, note *A*.

drons point ſur ſes ſymptômes. Ils ſe préſentent avec tant de diverſité, qu'on ne doit pas être étonné de la variété, & même de l'oppoſition qui ſe trouve quelquefois dans leurs deſcriptions. D'ailleurs on peut conſulter Dioſcoride, Galien, Aétius, Paul d'Egine, Cælius Aurelianus; & parmi les modernes, Lommius, Stalpart Vander-Wiel, Liſter, Méad, Deſault, Aſtruc, Sauvages; les obſervations de M. Darluc, *Journal de médecine*, ſeptembre 1755, avril 1756 & avril 1761; celle de M. Roſe, *Journal de médecine*, ſeptembre 1756; du frère du Choiſel, *idem*, pag. 184; de M. Trécourt, février 1757; de M. Razoux, décembre 1757; de M. Hoin, août 1761; de M. Beauſſier de la Bouchardière, août 1773, &c. &c.

Il faut remarquer que quelques auteurs ont été d'avis qu'un homme pouvoit devenir enragé en recevant la ſeule inſpiration d'un animal attaqué de la rage; voyez Aretée, Cælius Aurelianus, Paulmier, Schenkius, M. Razoux, *Journal de médecine*, tom. 7, décembre 1757: que les émanations des cadavres des animaux morts de la rage, pouvoient auſſi communiquer cette maladie. Voyez *Journal de médecine*, tom. 8, avril 1758.

Il s'écoule quelquefois un long eſpace de temps avant que le virus hydrophobique ſe manifeſte. Quelquefois il ne paroît qu'au bout de deux, de trois, de ſix mois. Galien l'a vu paroître au bout d'un an, & Méad après onze mois : cependant communément on s'en apperçoit dans l'eſpace de trente ou quarante jours, quelquefois plutôt, & chez les jeunes gens ſur-tout : chez eux c'eſt ordinairement en quinze ou ſeize jours que le mal ſe déclare.

Il y a lieu de croire que le virus de la rage a peu d'analogie avec les différentes humeurs des animaux, excepté avec la ſalive. Quelques obſervations prouvent que le beurre que l'on tireroit du lait d'une vache enragée, n'eſt pas nuiſible, & que ni l'un ni l'autre ne peuvent tranſmettre la rage. Des payſans ont vécu pendant plus d'un mois du lait & du beurre d'une vache enragée, ſans en être incommodés. Voy. *Journal de médecine*, tom. 1, ſeptembre 1754. Une chèvre a allaité un enfant juſqu'au jour où l'on reconnut qu'elle étoit enragée, & cet enfant n'a éprouvé aucun accident. *Eſſais anti-hydrophobiques de M. Baudot, imprimés en* 1770. Le 21 janvier 1775, une vache eſt tombée dans la rage, à la ſuite d'une bleſſure faite par un chien enragé. On n'y fit point attention, on regarda même les ſymptômes de la rage comme étant ceux de toute autre maladie ; & ayant beſoin de lait pour un enfant de quinze mois, on attacha cette vache pour la traire avec plus de facilité, on tira de ſon lait, & on en donna tout chaud à boire à l'enfant. Les ſymptômes de la rage parurent chez cette vache dès le même jour. Le père & la mère étant dans la plus grande inquiétude d'avoir donné ce lait à leur enfant, s'adresfsèrent à M. Baudot, pour leur indiquer les moyens de le préserver de la rage : ce savant médecin les rassura, en leur disant qu'il n'arriveroit aucun accident à l'enfant, qui effectivement a continué de se bien porter.

Le 21 février 1775, M. Baudot fut consulté pour le cas suivant. Un soldat avoit été blessé très-légèrement par un petit chien enragé : trente-deux jours après il fut attaqué de la rage; on le porta à l'hôpital, il y mourut en vingt-quatre heures, dans des convulsions accompagnées de l'horreur de l'eau. Depuis le jour de sa blessure jusqu'à trois jours avant l'apparition des symptômes de la rage, il avoit habité avec une fille : on consultoit pour savoir s'il y avoit à craindre que cette fille courût quelque danger ; la réponse de M. Baudot fut pour la négative, & il présume, par le silence de la personne qui l'avoit consulté, qu'il n'est survenu à cette fille aucun accident (*e*).

Un manouvrier du Mesnil-Saint-Loup ayant été mordu par une louve enragée, a continué d'habiter avec sa femme, sans que celle-ci ait éprouvé le moindre accident. Cependant cet homme avoit été blessé grièvement ; il avoit une plaie profonde d'un pouce & demi sur la partie latérale de la poitrine, deux incisions

(*e*) Ces observations ont été envoyées à la Société de médecine par M. Baudot.

tranſverſales deſſus & deſſous le pouce, & deux impreſſions de dents ſur l'articulation de l'index. Enfin, les accidens qu'il éprouvoit, commençoient à faire craindre que le malade ne tombât dans le troiſième degré de la rage, dans l'hydrophobie (*f*).

Un chirurgien ſe bleſſa en faiſant l'ouverture du cadavre d'un homme mort de la rage : il n'en eſt ſurvenu aucun accident (*g*).

Feu M. le Camus, docteur-régent de la faculté de médecine de Paris, a aſſuré à M. Lorry, ſon confrère, avoir mangé ſans accident de la chair d'animaux morts enragés.

Le 25 juin 1776, on vendit dans une boucherie de Médole, ville du duché de Mantoue, la chair d'un bœuf qui avoit été mordu par un chien enragé, & qui avoit éprouvé tous les ſymptômes de la rage confirmée avant d'être tué. Aucun des habitans de cette ville n'a été attaqué de la rage. *Lettre de M. Jean-Baptiſte Caſtelli à la ſociété royale de médecine, datée du 13 mai 1777.*

On trouve cependant des faits tout à fait contradictoires à ceux que nous avons rapportés.

On lit dans Fernel que des chaſſeurs ayant mangé de la chair d'un loup enragé, devinrent

---

(*f*) Obſervation communiquée par M. Thieſſet, médecin de Troyes en Champagne.

(*g*) Mémoire communiqué à la Société royale par M. Thieſſet. Voyez auſſi Van-Swieten, paragr. 1140.

tous hydrophobes peu de temps après : quelques uns en moururent, & ceux qui n'avoient pas encore été attaqués de la rage, effrayés du ſort de leurs camarades, firent des remèdes qui les garantirent de tout accident.

En 1553, dans le duché de Wirtemberg, un aubergiſte ſervit de la chair d'un porc enragé aux perſonnes qui ſe trouvoient chez lui : elles ne tardèrent pas à être attaquées de la rage. Ce fait eſt rapporté par Schenkius, *liv.* 7, *de venen. anim.* Pierre Borel rapporte à peu près le même fait dans la 75e *Obſervat. de la première centurie.*

Manget rapporte, d'après Joſeph Lanzoni, médecin de Ferrare, que toute une famille de payſans devint enragée pour avoir mangé de la chair d'une vache qui étoit morte à la ſuite de la rage ; que trois en moururent, que les autres furent guéris, *graces à Dieu & aux remèdes* (*h*).

Boërhaave & Van-Swieten, ſon commentateur, regardent la chair des animaux morts de la rage, comme capable de communiquer cette maladie. M. Brogiani eſt du même avis (*i*) ;

(*h*) *Biblioth. pract.* tom. 3. pag. 428.

(*i*) De veneno animalium adquiſito, pars ſecunda. *Neque deſunt, raræ licèt, hiſtoriæ hominum in rabiem actorum, quòd animalis eâ lue infecti carnes in cibum aſſumpſerint.*

Lemery rapporte qu'un chien devint enragé après avoir lappé le sang d'un homme hydrophobe qui venoit d'être saigné (*k*).

Balthazar Timæus assure qu'un paysan, sa femme, ses enfans & plusieurs autres personnes furent attaquées de la rage, pour avoir bu du lait d'une vache enragée; que le mari & l'aîné de ses enfans furent sauvés par les remèdes qu'on leur fit prendre; que la femme, deux de ses fils & autant de ses filles périrent de la rage; que trois ou quatre mois après, la servante & une voisine, avec quatre enfans qui avoient bu du lait de la même vache, périrent tous misérablement, & après avoir eu tous les accès de la rage.

Ouverture des cadavres.

Les observations faites après la mort sur les cadavres de hydrophobes, offrent aussi des différences considérables.

Suivant quelques auteurs, les cadavres des animaux morts de cette maladie donnent partout les signes de la convulsion qui les a tués; mais on ne remarque pas d'inflammation manifeste, & encore moins de putréfaction dans aucune partie: tous les liquides sont changés en écumes, & l'air domine par-tout, jusqu'au point

---

(*k*) Histoire de l'académie des sciences, année 1707, page 25.

que dans les mufcles des animaux morts de la rage on fent une efpèce de crépitation.

Tauvry donne la defcription fuivante de l'ouverture du cadavre d'un homme mort de la rage :

« L'œfophage & la trachée-artère étoient » phlogofés : les artères étoient remplies d'un » fang très-liquide, & les veines en avoient » très-peu. Il ne fe trouva de fang caillé dans » aucun endroit ; le fang même ne fe coaguloit » pas à l'air froid. Le cerveau étoit beaucoup » plus fec qu'à l'ordinaire, ainfi que le com- » mencement de la moëlle de l'épine; il y avoit » au fond de l'eftomac environ trois cuillerées » de glaires d'un brun affez foncé : le péricarde » avoit très-peu d'eau, & la véficule du fiel étoit » pleine d'une bile prefque noire. Le cadavre » tomba promptement en putréfaction, & ré- » pandit une odeur très-infecte lorfqu'il fut » ouvert ».

Suivant Méad, les cadavres des perfonnes mortes de la rage ont préfenté les phénomènes fuivans. Les vaiffeaux du cerveau étoient extrêmement diftendus ; le finus longitudinal étoit gorgé d'un fang fluide, & non d'un fang concret & coagulé, comme on l'obferve dans la plupart des maladies de la tête. On a vu le cerveau lui-même & la moëlle épinière defféchés, le péricarde prefque dans le même état, le poumon & les artères farcis de fang, qui fe coaguloit difficilement, même à l'air libre.

Si on ouvre les cadavres de ces infortunés peu de temps après leur mort (dit M. de Sauvages), il s'en exhale une odeur très-fétide; leur ventre eſt bouffi par les vents, leur eſtomac eſt farci d'une ſanie verte; on remarque dans l'œſophage des taches rouges, tirant ſur le noir; les veines ſont pleines d'un ſang diſſous, & les viſcères ſont ſecs & arides.

Zuinger a trouvé une grande rougeur dans l'intervalle membraneux des anneaux de la trachée-artère.

M. Darluc a obſervé les phénomènes ſuivans dans le cadavre d'une fille morte de la rage, après avoir éprouvé les ſymptômes de l'hydrophobie. Trois heures après ſa mort, on ouvrit ſon cadavre, qui exhaloit déja une odeur fétide & puante. L'eſtomac étoit inondé de glaires verdâtres; les membranes de ce viſcère étoient marquées de taches livides & gangréneuſes, qui s'en alloient en lambeaux pour peu qu'on les touchât, & laiſſoient échapper de leurs vaiſſeaux engorgés, & conſidérablement diſtendus en quelques endroits, un ſang diſſous & ſans conſiſtance. L'intérieur de l'œſophage étoit également tapiſſé des mêmes glaires, toutes ſes glandes muqueuſes étoient fort tuméfiées, & ſon orifice ſupérieur étoit ſi reſſerré vers l'arrière-bouche, qu'à peine pouvoit-on y introduire un ſtilet. Les poumons étoient engorgés d'un ſang diſſous, avec des marques de gangrène, ainſi que le foie & la rate, qui étoient plus deſſéchés; la véſicule du fiel étoit entièrement vuide: les inteſtins n'étoient pas exempts de cette inflammation générale (*l*).

Un ſoldat mourut hydrophobe à deux heures du matin ; ſon cadavre fut ouvert à une heure après midi. Les poumons ſe trouvèrent fort engorgés, & le lobe droit étoit adhérent à la plèvre. A chaque coup de ſcalpel qu'on y donnoit, il en ſortoit un ſang noir, écumeux & rempli d'air : il ne ſe trouva pas plus de deux cuillerées de ſéroſité dans le péricarde ; il n'y avoit aucun polype dans les gros vaiſſeaux. A l'ouverture de l'eſtomac, il s'en exhala une odeur des plus fétides (la membrane veloutée étoit gangrénée) ; il s'y trouva cinq vers de longueur & groſſeur ordinaires, & environ un verre de matière liquide, noire comme de l'encre. A l'ouverture du crâne, on obſerva à la partie droite de l'occipital un épanchement d'environ deux verres d'un ſang noir & fluide ſur la dure-mère, à laquelle il étoit aiſé d'appercevoir une contuſion à peu près de la grandeur de huit lignes en tous ſens à la partie moyenne latérale droite, tandis que la contuſion des tégumens étoit à la partie moyenne latérale gauche de l'occipital. La dure-mère étoit comme un parchemin deſſéché ; la ſubſtance corticale avoit la conſiſtance d'une pâte de guimauve (*m*).

(*l*) *Journal de médecine*, ſept. 1755. pag. 189 & ſuiv.

(*m*) *Journal de médecine*, tom. 6, févr. 1757, p. 138. Obſervation de M. Trécourt, chirurgien-major de l'hôpital royal & militaire de Rocroy.

Le cadavre d'un payſan, devenu tout à coup hydrophobe après avoir éprouvé une chaleur exceſſive, & ſans avoir été mordu d'aucun animal enragé, donna promptement des ſignes d'une pourriture exceſſive : il fut d'abord couvert de taches livides, violètes & noires, & exhala une ſi grande infection, qu'on fut obligé de l'enterrer dix heures après la mort du malheureux (*n*).

Le cadavre d'un jeune homme de trente ans, mort d'une hydrophobie ſpontanée, étoit déja livide dix heures après ſa mort (*o*).

Un homme périt de la rage, près de neuf mois après avoir été bleſſé légèrement à la joue par une louve enragée. Son cadavre fut ouvert. On obſerva dans les viſcères des marques, plutôt d'une putréfaction gangréneuſe, que d'une véritable inflammation. L'eſtomac & l'inteſtin duodénum étoient conſidérablement météoriſés, mollaſſes au toucher, d'une couleur livide & cendrée, ainſi que l'œſophage, dont les glandes parurent farcies d'une lymphe écumeuſe ; les muſcles de la déglutition étoient amincis & preſque détruits ; le foie étoit d'un volume plus gros qu'à l'ordinaire, pâle & livide ; la véſicule du fiel remplie d'une féroſité rougeâtre, & ſes tuniques membraneuſes étoient teintes de la

(*n*) Obſervation de M. Laurens, docteur en médecine, *Journ. de méd.* tom. 7, juillet 1757.

(*o*) Obſervat. de M. Lavirotte, D. R. de la faculté de méd. de Paris, *Journ. de méd.* tom. 7, août 1757, p. 87.

même couleur; la rate étoit petite, livide & cendrée; la plèvre & les poumons étoient presque dissous, s'en allant en lambeaux, & laissant échapper de leurs vaisseaux une sérosité ichoreuse & corrompue; le péricarde étoit rempli de cette même sérosité; le cœur étoit pâle & vuide de sang; le sang étoit tellement dissous dans les grands vaisseaux, que les garçons chirurgiens ayant percé la médiane pour s'exercer à la saignée, il jaillit encore assez loin, & tomba ensuite goutte à goutte tout le temps qu'on la tint ouverte, quoique cet homme fût mort depuis près de dix heures: la dure-mère étoit extrêmement desséchée & collée à la superficie du crâne; la pie-mère au contraire parut très-engorgée, & ses vaisseaux considérablement distendus étoient remplis d'un sang fluide & dissous (*p*).

M. Thiesset, médecin à Troyes, ayant fait ouvrir au mois de janvier 1775 plusieurs cadavres de gens morts d'hydrophobie, observa que cinq à six heures après la mort, malgré la rigueur de la saison, les cadavres tomboient dans un état de putréfaction qui permettoit à peine de les approcher. Le ventre étoit extraordinairement tendu; l'air qui y étoit renfermé en grande quantité, sortoit avec explosion aussi-

(*p*) Lettre de M. Darluc, D. M. *Journ. de médecine*, tom. 4, avril 1756, p. 270 & suiv.

tôt que le ſcalpel pénétroit dans la cavité de l'abdomen (*q*).

Morgagni fit l'ouverture du cadavre d'un ſexagénaire mort de la rage. Les veines iliaques étoient tellement diſtendues, qu'elles égaloient le diamètre d'un inteſtin grèle ; les poumons étoient gorgés de ſang & marqués de taches gangréneuſes ; le péricarde contenoit une quantité conſidérable d'eau jaunâtre ; il y avoit peu de ſang contenu dans le cœur, & ce ſang étoit très-noir & comme de la poix ; les vaiſſeaux du cerveau étoient auſſi gorgés d'un ſang noir : on trouva dans les ventricules de ce viſcère environ trois onces d'une liqueur ſéreuſe tirant ſur le jaune. Dans un autre cadavre, il trouva la véſicule du fiel remplie d'une bile très-noire : les poumons étoient noirs, & exhaloient une mauvaiſe odeur. On apperçut des bulles d'air ſous la dure-mère ; tous les vaiſſeaux du cerveau & du plexus-choroïde étoient gorgés de ſang, ſans aucune apparence de ſéroſité. La ſubſtance du cerveau & du cervelet paroiſſoit deſſéchée. Voyez *Hiſtoria anatom. med.* de M. Lieutaud.

Un homme mordu par un chien enragé périt dans l'hydrophobie ſept ſemaines après. Les inteſtins fournirent quelques indices d'une inflammation légère ; le poumon adhérent à la

---

(*q*) Voyez le mémoire envoyé à la Société royale par M. Thi eſſet.

plèvre repréſentoit une maſſe de ſang coagulé ; le ſang étoit tellement extravaſé & épaiſſi, qu'il paroiſſoit remplir toutes les véſicules du poumon : le diaphragme étoit marqué de quelques taches gangréneuſes. *Ephémérides des curieux de la nature.* Voy. *Hiſtoire anatom. med.* de M. Lieutaud.

Capivaccius rapporte qu'on trouva dans le cadavre d'un homme mort de la rage, une portion du péricarde preſque détruite & comme pulvérulente : cette membrane ne contenoit aucune liqueur (*r*) ; les ſinus du cœur étoient ſecs & dépourvus de ſang. Voy. *Hiſt. anat. med.* de M. Lieutaud.

Suivant M. Senac, le péricarde étoit fortement adhérent au cœur, dans le cadavre d'un homme mort d'hydrophobie, après avoir été mordu par un loup enragé. Voyez *Hiſtoria anatom. med.* de M. Lieutaud.

Bonet remarque qu'on trouva dans le cadavre d'un jeune homme mort de la rage, le cerveau ſain & nullement endommagé, mais tous les viſcères de la poitrine & du bas-ventre étoient arides & deſſéchés. Voyez *Hiſt. anat. med.* de M. Lieutaud. Rolfinckius a obſervé que dans pluſieurs cadavres d'hydrophobes, on n'avoit apperçu aucun ſigne d'inflammation dans la gorge, quoique tous ſe fuſſent plaints de douleurs très-cruelles à cette partie ; mais

(*r*) Voyez Bonet, *ſepulcret. anat.* & Van-Swieten.

tous les viſcères étoient deſſéchés. *Hiſtor. anat. medic.* de M. Lieutaud.

Brechyfeld ayant ouvert le cadavre d'un homme mort de la rage, obſerva que l'épiploon étoit entièrement détruit ; que le foie étoit enflammé dans la partie concave, & parſemé de taches gangréneuſes ; que la tunique interne de l'eſtomac étoit tombée en pourriture ; que les poumons étoient deſſéchés & adhérens aux côtes dans tous leurs points ; que le péricarde étoit ſec, le cœur flétri & émacié. Voyez *Hiſt. anat. med.* de M. Lieutaud.

Jean-Chriſtophe Riedel a trouvé dans un cadavre que la gorge & les muſcles du col étoient fort enflammés, & qu'il s'exhaloit de tout le corps une odeur inſupportable : le malade étoit mort hydrophobe. Voyez *Acta acad. elector. Mogunt.* Erford. 1757, p. 341.

On trouve dans Van-Swieten, §. 1140, pluſieurs rapports d'ouvertures de cadavres que le Lecteur pourra conſulter, tom. 3, p. 561 & ſuiv. édit. de Leyde. Voyez auſſi la *Diſſertation* de M. de Sauvages *ſur la rage*, & la thèſe de M. Aſtruc.

Du traitement de la rage.

Les anciens commençoient le traitement de cette maladie par le panſement de la plaie : ils la faiſoient ſaigner pendant long-temps ; & ſi la plaie étoit petite, ils recommandoient de l'agrandir, même d'emporter la chair qui étoit autour. Ils se servoient aussi de ventouses, & employoient les scarifications, les caustiques, le cautère actuel, puis les emplâtres où les cataplasmes propres à favoriser la suppuration, qu'ils entretenoient pendant plusieurs semaines. De plus, ils saignoient le malade, s'il étoit pléthorique, lui faisoient prendre les bains & des lavemens, le purgeoient, soit avec l'ellébore, soit avec l'*hicra-diacolocynthidos ;* & pendant tout le traitement, ils tâchoient d'exciter les sueurs, soit avec des boissons, ou des poudres & des opiats sudorifiques, soit en faisant prendre des alimens échauffans. Dès ce temps, on cherchoit un spécifique contre la rage, & on a continué jusqu'à nos jours de s'occuper de ce projet ; ce qui le plus souvent a fait négliger une cure méthodique, qui auroit pu sauver bien des personnes attaquées de cette cruelle maladie.

Plusieurs médecins ont examiné avec soin le traitement proposé par les anciens : ils en ont pris ce qu'il y avoit de bon, y ont ajouté, & ont changé le régime, comme peu convenable à cette maladie ; & après avoir étudié la marche de la nature, ils se sont fait une méthode qui a eu souvent les succès les plus marqués. Il faut distinguer parmi ces médecins observateurs, MM. Astruc, de Sauvages, de Lassone, Duhaume, Baudot, Blais, & Thiesset, médecin de Troyes. Tous ces médecins conseillent un traitement méthodique, auquel ils aſſocient les frictions mercurielles, & quelques uns d'entre eux, l'uſage interne du mercure. Il ne faut point oublier parmi les médecins obſervateurs, M. Nugent, qui guérit une femme hydrophobe & dans l'accès même de la rage, par la ſaignée & les calmans. Ce qu'il faut ſur-tout remarquer, c'eſt que M. Nugent a obſervé que la rage eut, comme les maladies humorales, une marche régulière, prompte & facile, & qu'elle ſe termina le neuvième jour, à compter de celui où avoient commencé les accidens les plus graves. Dès le quatrième jour, la malade rendit les urines chargées d'un ſédiment, & dès les premiers jours elle eut des ſueurs abondantes (*s*). M. Thieſſet a obſervé que ſur ſept malades morts hydrophobes, ſix n'avoient eu aucune évacuation ſenſible; que le ſeptième avoit eu un flux d'urine aſſez conſidérable pendant pluſieurs jours, mais cette ſécrétion ne le ſauva pas, & il perit le 58e jour depuis ſes bleſſures, après vingt-deux frictions. Le même médecin ſauva treize malades mordus par la même louve, & de ces treize, dix ont ſalivé & trois ont ſué.

(*s*) On trouve des réflexions fort ſages ſur la méthode de M. Nugent, pag. 482 & ſuiv. du tom. 1 de l'ouvrage ſuivant:

Traité des principaux objets de médecine, avec un ſommaire de la plupart des thèſes ſoutenues aux écoles de Paris depuis 1752 *juſqu'en* 1764; par M. Robert D.M.P. *Paris*, Lacombe. 1766. *in*-12.

M. Blais a vu un malade chez lequel tous les accidens de la rage diſparurent après une éruption miliaire.

Des différens remèdes propoſés pour guérir la rage.

Il y a peu de maladie pour laquelle on ait propoſé autant de remèdes que pour celle dont il s'agit : cependant preſque tous les auteurs regardent comme inutiles tous ces médicamens, lorſque le malade éprouve les ſymptômes de l'hydrophobie.

On a mis à contribution les trois règnes pour trouver un ſpécifique contre la rage, & on a donné ces remèdes, ſoit ſeuls, ſoit mêlés enſemble. Les chymiſtes ont auſſi cherché le ſpécifique de la rage, & ont vanté divers préparations. Nous allons préſenter un tableau des principaux remèdes qui ont été recommandés dans cette maladie.

Remèdes tirés du règne végétal.

1°. *Remèdes ſimples.*

La racine de roſier ſauvage (1). Cette racine entre dans le remède du chevalier Digby. Quel-

---

(1) Plin. hiſt. nat. liv. 25, ch. 2. *Cæſalpin. Jul. Ceſ. Baricelſus. Joan. Car. Roſenbergius.* La peau de la racine de roſier ſauvage entre dans le remède envoyé à M. Amelot, miniſtre, par M. Caſtenau, curé de Baigts en Béarn.

ques uns recommandent l'écorce moyenne de cette racine ; d'autres, l'éponge attachée à la tige de l'arbriſſeau, laquelle eſt connue ſous le nom de *bédeguar.*

L'alyſſum de Dioſcoride (2).

La pimprenelle (3).

Le mouron mâle (4).

L'oſeille ; la ronde & la longue (5).

La racine d'ellébore (6).

La valériane ſauvage (7).

Les amandes de l'Angolam. *Hort. mal.* 4, t. 17 (8).

---

(2) Daniel Sennert.

(3) *Ortholph. maroldus*, recommandée par Baillou, citée par Julien Paulmier.

(4) *Ortholph. maroldus.* Cette plante a été annoncée comme un antidote contre la rage en 1747, dans les feuilles de Mayence, en mai 1749 ; dans l'évêché de Baimberg, par un reſcrit particulier de la chancellerie de cette ville : depuis, par un mandat exprès du feu prince Guſtave, duc des Deux-Ponts ; par différens certificats des médecins les plus célèbres ; par une atteſtation judiciaire du magiſtrat & conſulat de la ville de Munſter, en date du mois de décembre 1757 ; & enfin par le diſcours que M. le docteur Bruch prononça le 22 mai 1758 aux écoles de Straſbourg.

(5) Aétius.

(6) Dioſcoride, Salius Diverſus.

(7) M. Bouteille, correſpondant de la Société royale, *Journ. de méd.* février 1778, pag. 165. M. le docteur Hillary, dans ſon *Traité des maladies qui arrivent aux habitans des îles américaines.*

(8) M. Adanſon, *Familles des plantes.*

Le camphre (9) ; l'opium & ſes opérations. *Voyez* la thèſe de M. Duhaume ; celle de M. Pélée de Valoncour, ſoutenue à Paris le 11 février 1766 : *An rabiei opium ?* concl. aff.

Le vinaigre (10).

2°. *Remèdes composés.*

La thériaque (1).

La poudre de Julien Paulmier (2).

La portion purgative décrite dans le traité de Julien Paulmier (3).

Le remède de M. Faget, curé de S. Martin de Bonnut, envoyé à M. Amelot, miniſtre, par M. Caſtenau, curé de Baigts en Béarn (4).

---

(9) Le docteur Nugent ; M. le Camus, dans ſes *Conjectures ſur la rage*, & dans le tome premier de ſa *Médecine-pratique.*

(10) *Commerce litt. de Nur.* 1741, pag. 213 ; Boërhaave, dans ſa *Chymie ;* Van-Swieten (ſur-tout ſi on a fait infuſer de la rhue, du marrube & du ſcordium, avec un peu de ſel) ; bu à très-grandes doſes trois fois par jour, *Papiers publics anglois*, mai 1765.

(1) Galien.

(2) Voyez la recette de cette poudre à la ſuite de ce mémoire, *note B.*

(3) Cette potion eſt faite avec la rhue, l'abſynthe, l'ail, la petite paquette, le ſouci, la méliſſe des bois, un peu d'ellébore noir, le ſel & le vinaigre. On prend trois fois cette potion entière, en mettant un jour d'intervalle.

(4) Voyez la recette de cette poudre à la fin de ce mémoire, *note C.*

Le remède publié par M. Duhamel du Monceau (5).

La poudre contre la rage de la *Pharmacopée de Londres*; poudre de Dampier, poudre antilyſſe (6).

REMÈDES TIRÉS DU RÈGNE ANIMAL.

Les écreviſſes calcinées (1).
Le foie du chien enragé (2).
Les cantharides (3).

---

(5) Ce remède, dans lequel a beaucoup de confiance le célèbre académicien que nous citons, ſe prépare de la manière qui ſera indiquée à la ſuite de ce mémoire, *note D*.

(6)

PULVIS ANTILYSSUS.

℞ *Lichenis cinerei terreſtris* P. ℥ *duas*,
Piperis nigri P. ℥ *unam:*
In pulverem ſimul contundantur.

Il faut cueillir le lichen à la fin de l'automne. Voyez *Méad*, *Tranſact. philoſph.* 1698, pag. 49.

(1) Galien, ſoit ſeules, ſoit avec la thériaque & l'encens; Symphor. Champier, *Comment. in Galen. hiſt.* l. 2, ſ. 6, c. 4, Jac. Suchſius; Jo. Michaël; F. Plater; Daniel Sennert, qui vante auſſi la décoction d'écreviſſes; Aëtius, Avicenne, Dioſcoride, Méad.

(2) Plin. Hiſt. nat. l. 29, c. 5. Greg. Horſtius, Fr. Hildesheim. Nous croyons, avec Galien & Méad, que ce remède déſagréable ne mérite aucune attention, & qu'il doit être proſcrit.

(3) Rhazès, Jean Damaſcène, Baccius. Ces auteurs

Les ſcarabés (4).

La Poudre d'écailles d'huîtres calcinées (5).

Remèdes tirés du règne minéral.

La pierre d'aimant en poudre, à la doſe d'un demi-gros dans du vin ſucré (1).

La limaille de cuivre (2).

La limaille d'étain (3), mêlée avec la thériaque, ou le mithridate.

---

conſeillent l'uſage des cantharides en ſubſtance, pendant pluſieurs jours, pour préſerver de la rage. On prépare cet antidote de la manière ſuivante :

Faites infuſer des cantharides dans du lait de beurre, & après les avoir fait ſécher, mêlez avec des fleurs de lentilles & du vin, & formez des trochiſques d'un ſcrupule, dont on donnera un ſcrupule chaque jour.

Quoique ce remède produiſe le piſſement de ſang, il n'en eſt pas moins propre à prévenir l'hydrophobie : d'ailleurs l'hématurie cède à une copieuſe boiſſon de lait. Le P. Boccone dit que dans la haute Hongrie on donne, dans la rage, juſqu'à cinq cantharides à un homme ; & que la doſe pour les animaux eſt encore bien plus conſidérable. Voyez auſſi les *Ephémérid. des curieux de la nat.* déc. 1, ann. 1, obſerv. 133, pag. 260.

(4) On en parlera, *note E.*

(5) *Mém. de l'acad. roy. des ſciences*, ann. 1753. *Journ. de méd.* tom. 6, mars 1757, pag. 233.

(1) Petr. Vonder Stille. *Hiſt. de l'acad. des ſciences*, 1749, pag. 108 & ſuiv.

(2) Loelecke mat. méd. pag. 389.

(3) Turquet de Mayerne.

REMÈDES CHYMIQUES.

Le ſel dépuré du chien enragé (1).
Le turbith minéral. } Nous en parlerons plus
Le mercure doux. } bas, à l'article du mercure.
Les ſels volatils (2).
L'eau de Luce } (3).
L'alkali volatil }

REMÈDES COMPOSÉS DU RÉGNE ANIMAL ET DU RÈGNE VÉGÉTAL.

La poudre de Tunquin ; la poudre de Cobb (*).

---

(1) Petr. Joan. Faber, Panchym. l. 5, ſ. 1, c. 9.

(2) Voyez le *Parfait maréchal* de M. Garſault ; le *Dictionnaire économique ;* M. Duhaume.

(3) Morgagni. M. le Camus, D. M. P. en parle d'après M. Dumonchaux. M. Darluc, *Journ. de méd.* tom. 14, avril 1761, pag. 299 & ſuiv. conjointement avec les frictions & les antiſpaſmodiques. M. Duhaume, dans ſa *thèſe ſoutenue en* 1759, cor. 3, & dans ſa *Lettre ſur le traitement de la rage.* M. de Laſſone, dans la *Méthode éprouvée pour le traitement de la rage.* M. Tiſſot, dans ſon *Avis au peuple*, mais avec les frictions & un liniment huileux ſur la plaie. Un anonyme, dans une *Mat. méd.* imprimée *à Paris, chez Debure*, en 1770, tom. 3, pag. 347, recommande l'alkali volatil intérieurement & extérieurement ſur la plaie ; ce qui a été répété & prouvé en dernier lieu par M. Sage, dans une brochure, qui contient quelques expériences ſur l'alkali volatil. *Paris*, in-8°. de l'impr. roy. 1777.

(*) Voyez ci-après la *note E.*

REMÈDES MOYENS.

Les lavemens ſimples ou compoſés, purgatifs ou rafraîchiſſans. *Voyez* les différens auteurs cités.

Les bains de mer, d'eau ſalée; les bains froids & l'immerſion dans ces différens bains. *Voyez* les différens auteurs cités, & le tom. 1er de la *Matière médicale* de M. Geoffroy, ainſi que les *Mémoires de l'académie des ſciences*, année 1699 (1).

REMÈDES DIÉTÉTIQUES.

La muſique (*).

La tranquillité d'eſprit. *Voyez* preſque tous

---

(1) On trouve dans les *Mémoires de l'Etoile* l'anecdote ſuivante.

Au commencement du mois de mai 1604, coururent à Paris des chiens enragés, qui effrayèrent le peuple & en mordirent tout plein, entr'autres le banquier de Sauſay, qui, ſortant de ſa maiſon près du cimetière S. Jean pour aller à la meſſe, en fut mordu d'un à la jambe, laquelle M. Duret le médecin (Jean, fils de Louis Duret), lui fit cerner, inciſer & accoutrer tout à l'heure, puis l'envoya à la mer, qu'on tient être le ſouverain remède à cette maladie; comme auſſi ledit Sauſay en guérit. On fit faire défenſes par la ville, ſous peine de cent écus d'amende, de laiſſer ſortir aucun chien des maiſons, & qu'on eût à tuer incontinent ceux qu'on trouveroit dans les rues; ce qui fut obſervé & entretenu à la mode de Paris. *Journ. d'Henri IV*, t. 3, pag. 221.

(*) MM. Deſault, le Camus.

les auteurs cités. Un air tempéré. *Voyez* presque tous les auteurs cités.

REMÈDES EXTERNES.

Les cataplasmes d'oignons bouillis, & réduits en pulpe (1) ; mêlés avec la thériaque & le mithridate (2).

Le secret publié par le chevalier Digby (3).

L'huile des philosophes (4).

La thériaque & l'huile rosat mêlées ensemble (5).

L'huile animale & l'huile d'olives, soit seule (6), soit celle dans laquelle on aura dissous du camphre & de l'opium (7).

L'eau chargée de sel. *Voyez* presque tous

---

(1) Paracelf. Arnold. Weickard.

(2) Julien Paulmier. Arn. Weickard recommande le cataplasme fait avec l'ail & la rhue, pilés & mêlés avec le miel & le sel. Arnauld de Villeneuve conseille un cataplasme fait avec le nard celtique, le sel & le galbanum, ou les avelines pilées avec le sel & du suif.

(3) Prenez des feuilles de rhue, de sauge & de paquette, de chacune demi-poignée ; ajoutez-y suffisante quantité de racines de scorzonère & d'églantier, avec un peu d'ail & une demi-poignée de sel : pilez le tout & formez-en un cataplasme selon l'art.

(4) Conrad Kunrath.

(5) Galien.

(6) Abrah. Vateri *de olei olivarum & animalis efficacia programmata* 173[illegible], 1740, 1751. Wittemb.

(7) MM. Tissot, Darluc.

les auteurs, & les *Mémoires de l'académie des ſciences*, année 1695. Fabricius Hildanus recommande une lotion faite avec le ſel, le vinaigre & la thériaque.

L'alun calciné (8).

Le précipité rouge, ſoit ſeul (9), ſoit mêlé avec l'onguent roſat (10), ou un autre onguent (11).

Le beurre d'arſénic (12).

L'eſprit de vitriol (13).

Les frictions mercurielles. Nous en parlerons plus bas à l'article du mercure.

REMÈDES CHIRURGICAUX.

Les ſaignées (1).

Les ſcarifications (2).

---

(8) Joan. Agricola.

(9) Arnold. Weickard.

(10) Roder à Fonſeca *cónſult. med.* t. 2, *conſil.* 75.

(11) Julien Paulmier.

(12) Joan. Agricola.

(13) *Idem.*

(1) Celſe; Van-Swieten; *Gazette de médecine; Journ. encyclop.* du premier ſept. 1761, où l'on rapporte l'hiſtoire de la guériſon d'une femme hydrophobe, procurée par une bleſſure à la tempe, dont le ſang ruiſſela juſqu'à ce qu'elle fût tombée dans l'épuiſement. M. Duhaume; M. le docteur Hillary, &c.

(2) Baillou; Jo. Lebrecht Schmucker; Morgagni; preſque tous les modernes. Le *Journ. économ.* conſeille ce qui ſuit:

Les ventouſes (3).
Le cautère actuel (4).
Les véſicatoires (5).
Les ſinapiſmes (6).
Les cautères (7).
La ſuccion (8).
L'amputation (9).

Scarifiez la partie mordue; appliquez-y le marc des feuilles de grande ciguë pilée; laiſſez couler les eaux rouſſeâtres & ſanguinolentes qui ſortent par la plaie, puis remettez ſur la plaie le marc des feuilles de ciguë, & par-deſſus un cataplaſme de feuilles de nénuphar & de bette ou poirée.

(3] Celſe; Gordon; J. Paulmier; Boërhaave; Van-Swieten; beaucoup de modernes.

(4) Celſe; Dioſcoride; *Commerc. litter. Norimberg.* 1741, page 213; Morgagni; Fabricius Hildanus; Dekkerus, &c.

(5) Jo. Lebrecht Schmucker, *Obſerv. chirurg. pars ſecunda, Berolini;* & beaucoup des auteurs cités.

(6) M. Duhaume.

(7) Quantité de modernes.

(8) Quelques auteurs ont conſeillé mal à propos la ſuccion avec la bouche. M. Duhamel a propoſé un moyen auſſi ſimple, & qui ne peut nuire à l'opérateur; c'eſt de faire la ſuccion avec une ſeringue à injection, dont le tube ſe termine par un évaſement, comme l'embouchure d'une trompe. On peut produire l'effet de la ſuccion par les ventouſes & par les ſang-ſues.

(9) M. de Sauvages; M. Pouteau, chirurgien de Lyon, dans ſon *Eſſai ſur la rage;* M. le docteur Hillary.

DU MERCURE,

ET DE SES DIFFÉRENTES PRÉPARATIONS.

Jean Ravelly eſt, je crois, le premier qui ait parlé de l'uſage interne du mercure, pour la guériſon de la rage. Il eſt auteur d'un ouvrage intitulé : *Traité de la maladie de la rage*, in-12, *Metz*, 1696, dans lequel il conſeille des bols compoſés avec de l'antimoine diaphorétique, du cinnabre, du ſel volatil de corne de cerf, & du camphre.

Daniel Tauvry ſoupçonna le mercure d'être le ſpécifique de la rage, en 1699.

En 1715, M. Aſtruc fit ſoutenir une thèſe ſur l'hydrophobie, où il aſſure au mercure la propriété d'être l'antidote de la rage.

En 1738, Pierre Deſault, médecin de Bordeaux, publia *une Diſſertation ſur la rage, avec la méthode de s'en préſerver & guérir.* Il rapporte pluſieurs obſervations, qui prouvent d'une manière évidente l'efficacité des frictions mercurielles pour prévenir la rage : car il ne regardoit ce remède que comme prophylactique, & croyoit l'hydrophobie abſolument incurable. On ſait auſſi qu'il aſſocioit au mercure la poudre de Paulmier.

En 1748, M. Fr. Boiſſier de Sauvages donna une *Diſſertation ſur la rage*, qui remporta le prix de l'académie de Toulouſe. Cette diſſertation a été imprimée à Toulouſe en 1750, réimprimée avec les chefs-d'œuvre de ce profeſſeur célèbre en 1771, & traduite en italien. Il ſe déclare dans cet ouvrage pour les frictions mercurielles, & il finit par ces paroles : *J'ignore que ce remède ait encore manqué, étant même appliqué quand la rage étoit déclarée.* L'année ſuivante, au mois de mai 1749, Honoré Petiot, médecin de Montpellier, diſputa la chaire vacante par la mort de Gérard Fitz-Gérald, profeſſeur de Montpellier. Une des queſtions qui lui étoit propoſée, étoit de ſavoir ſi les frictions mercurielles étoient le préſervatif de la rage ; & après avoir examiné cette queſtion, il conclut ainſi : *Ergo in hydrophobiâ hydrargiroſis neque rejicienda, neque penitùs admittenda ; firmiuſque de eâ re judicium à novis obſervationibus eſt expectandum.*

Le 25 mars 1755, M. Darluc, médecin à Caillan, publia par la voie du Journal de médecine, des *Obſervations ſur la rage & ſur la manière de la guérir.* Ces obſervations ſont favorables à la méthode des frictions mercurielles. (Voyez *Journ. de méd.* tom. 3, ſept. 1755, p. 182 & ſuiv. & tom. 4, avril 1756, p. 258 & ſuiv.). On trouve dans le même ouvrage périodique des obſervations qui prouvent l'utilité des frictions mercurielles dans la rage (*a*).

(*a*) *Voyez* tome 5, ſeptembre 1756, le détail du traitement de pluſieurs perſonnes qui ont été bleſſées par un

En 1756, M. Bellet, médecin du roi, fit imprimer un Mémoire du frère Claude du Choiſel, jéſuite apothicaire de la miſſion de Pondichéry. Ce mémoire eſt précédé de réflexions de l'éditeur, par leſquelles il fait connoître le caractère de la rage, l'impreſſion de ce venin ſur le corps, & l'utilité des frictions mercurielles. Ce mémoire a été réimprimé en partie dans le Journal de médecine de la même année, ſept. pag. 184 & ſuiv. (*b*), & a été traduit en anglois en 1757. Les guériſons multipliées, opérées par la méthode

---

loup enragé; par M. Roſe, maître en chirurgie de la ville de Lorris. Tom. 14, avril 1761, une Lettre de M. Darluc, ſur l'uſage de l'alkali volatil dans la rage. Il employa en même temps l'alkali volatil, les antiſpaſmodiques & les frictions mercurielles, & guérit par cette méthode un enfant menacé d'hydrophobie. Tom. 15, août 1761, l'Hiſtoire de dix-ſept perſonnes mordues par un loup enragé, &c. par M. Hoin, lieutenant de M. le premier chirurgien du roi à Dijon. Tom. 30, fév. 1769, les Obſervations de M. Saulquin, maître en chirurgie à Nantes; & celle de M. Beauſſier de la Bouchardière, D. M. août 1773, tom. 40, pag. 120 & ſuiv.

(*b*) *Obſervations ſur la rage, & la manière de la guérir*, par le F. du Choiſel, de la compagnie de Jeſus, apothicaire de la miſſion de Pondichéry. Les pilules du F. du C. ſe donnent tous les matins, à commencer du ſecond jour du traitement juſqu'au onzième jour, à la doſe d'un gros: les frictions ſe donnent à la doſe d'un gros chaque jour ſur la partie mordue, pendant dix jours. Lorſqu'il s'eſt écoulé quelque temps depuis la morſure, il faut augmenter la doſe des remèdes, & les continuer plus long-temps.

du F. du Choiſel, qui diffère de celle de M. Deſault en ce qu'il rapproche les frictions, & y joint l'uſage des pilules mercurielles purgatives; la cure qu'il fit d'une femme âgée de trente ans, & qui avoit déja les ſymptômes de l'hydrophobie; l'inutilité qu'il éprouva de l'uſage des cordiaux, des amers, des abſorbans, des bains de la mer, & de tout ce qui avoit été preſcrit pour la guériſon des perſonnes mordues par des animaux enragés, doivent fixer l'attention des médecins, & peut-être les engager à ne pas s'écarter de ce plan de traitement; ſi ce n'eſt que dans certains cas ils n'y ajoutaſſent les ſaignées, les bains, & quelques narcotiques bien ménagés.

M. Antoine Arrigoni a publié un ouvrage en 1757, dans lequel il preſcrit le mercure ſuivant la méthode de M. Deſault, entre autres remèdes contre la rage (*c*).

On diminue la doſe des frictions pour les enfans, & on leur fait ces frictions pendant quinze jours: on les purge tous les trois jours avec le ſirop de rhubarbe.

Recette des pilules du F. du Choiſel.

Prenez trois gros de mercure crud, éteint dans un gros de térébenthine.

de rhubarbe choiſie,
de coloquinte,
de gomme gutte, } de chaque deux gros; pulvériſ.

Incorporez le tout avec ſuffiſante quantité de miel écumé.

(*c*) *Della mania, della freneſia, e della rabia Diſſer-*

Le 20 décembre 1759, M. Etienne Duhaume, aujourd'hui docteur-régent de la faculté de Paris, soutint une thèse dont le titre étoit : *An hydrophobiæ hydrargyrosis ?* dans laquelle, après avoir traité de la rage, de sa nature, de sa manière d'agir, de ses symptômes, des lumières que nous présente l'ouverture des cadavres, du mercure & des effets qu'il produit, & après avoir rapporté trois observations qui prouvent l'efficacité du traitement de la rage par les frictions mercurielles, ce savant médecin conclut que les frictions mercurielles offrent un remède préservatif & curatif de la rage (*d*). Cette dissertation, qui contient huit pages *in*-4°, a été réimprimée l'année dernière à la suite du *Conspectus æconomiæ animalis*, du même auteur. *Parisiis*. Cellot. *in*-12.

En 1776, M. Duhaume publia l'ouvrage suivant : *Lettre d'un médecin de Paris à un médecin de province, sur le traitement de la rage*; in-4°. Cette lettre a été imprimée de nouveau *in*-12 en 1778, à la suite du *Tableau de l'économie animale* (*e*).

---

tatione del signor Antonio Arrigoni, dottore in medicina. *In Milano*, 1757, *in*-4°. Voyez *Journal de médecine*, tome 46, déc. 1776, pag. 565.

(*d*) Voyez *Journ. œcon.* 1760, pag. 115.

(*e*) Le *Tableau de l'économie animale* est une traduction libre du *Conspectus œconomiæ animalis*.

M. Duhaume y donne des conseils très-sages sur le traitement de la rage, & sur l'administration de différens remèdes dans cette maladie, tels que les saignées répétées, l'aspersion de l'eau froide, l'application des vésicatoires & des sinapismes, les lavemens purgatifs, les narcotiques, l'eau de Luce, les alkalis volatils, & les frictions avec des doses considérables de pommade mercurielle.

Le 26 septembre 1761, le docteur Antoine-Nicolas Hagg, soutint à Strasbourg une thèse sur l'hydrophobie. On trouve à la fin de cette thèse une observation dans laquelle il rapporte le traitement fait à six personnes mordues d'un chien enragé, par M. le docteur Corvinus. Une femme âgée de 50 ans, qui avoit déja les signes de l'hydrophobie, périt misérablement dans le délire & les convulsions; mais cinq enfans furent préservés au moyen des vésicatoires qu'on appliqua sur les plaies pour les r'ouvrir, de pilules dans lesquelles entroit le mercure doux, & des frictions mercurielles. Les deux plus jeunes, qui avoient quatre ans & demi, n'éprouvèrent ni sueurs, ni salivation, mais une diarrhée qui continua quoiqu'on eût suspendu l'usage des laxatifs, & ils furent pris de fièvre continue la 3e semaine du traitement. Les trois plus âgés eurent des sueurs & une salivation abondantes, la sueur augmenta même en continuant les frictions, malgré les évacuations excitées par les pilules. A la fin du traitement on s'apperçut que la cicatrice restoit d'une couleur jaunâtre chez un seul malade ; on le soumit à un nouveau traitement, qui fut continué jusqu'à ce que la peau eût recouvré sa couleur naturelle (*f*).

On trouve à la suite d'une thèse (*g*) soutenue à Strasbourg le 25 juin 1770, par M. Isaac Ottmann, une observation de M. Ehrmann, professeur en médecine, sur l'efficacité de la salivation dans la cure de l'hydrophobie.

Un jeune homme de 24 ans, d'une constitution robuste, d'un tempérament sanguin & colère, ayant été mordu par un chat enragé, fut transporté sur le champ à l'hôpital de Strasbourg. On lava la plaie avec de l'eau salée, on y fit de profondes scarifications, & on mit dessus un emplâtre vésicatoire. Il fut saigné, & aussi-tôt après on employa les frictions mercurielles, & intérieurement le mercure doux, après avoir fait précéder ces remèdes d'un lavement antiphlogistique & purgatif. Dès le troisième jour le malade commença à saliver, & le quatrième, la salivation étoit si

---

(*f*) *Dissertatio inauguralis de hydrophobiâ, ejusque per mercurialia potissimùm curatione*, &c. Argentor. *in*-4°. de 24 pages.

(*g*) *Dissertatio inauguralis medica exhibens historiam succinctam de morbis virginum*, &c. Argentor. *in*-4°. 42 pages. *Voyez* pag. 40 & suiv.

abondante, que dans vingt-quatre heures le malade rendit plus d'une livre de ſalive. Il buvoit ſans répugnance, il éprouvoit ſeulement, une ſenſation incommode en avalant à cauſe du gonflement des amygdales. Mais le cinquième jour, au grand étonnement du médecin & des aſſiſtans, il commença à avoir horreur de la boiſſon. On s'imagina d'abord que cette averſion provenoit de la douleur vive qu'il reſſentoit à la gorge, mais on s'aſſura du contraire par l'expérience ſuivante. On lui préſenta un vaiſſeau plein d'une infuſion théiforme; il éprouva ſur le champ des convulſions ſur tous les muſcles de la face, & un tremblement univerſel; mais auſſi-tôt qu'il eut approché le vaiſſeau de ſa bouche, il but avec avidité. Il faut auſſi remarquer que le malade ſe plaignoit depuis quelques jours d'une chaleur exceſſive, & d'un goût de pourriture qui lui remontoit de l'eſtomac; la ſaignée & la purgation furent réitérées, les frictions mercurielles furent rapprochées pour exciter une plus grande ſalivation. Par ces moyens, le malade rendit une ſi grande quantité de ſalive, que le onzième jour l'horreur de l'eau n'étoit point augmentée, & depuis ce moment elle alla en diminuant à proportion de l'évacuation de la ſalive; enfin le malade fut entièrement guéri au bout d'un mois.

En 1770, M. Baudot, médecin à la Charité-ſur-Loire, publia ſes eſſais anti-hydrophobiques (*h*). Ce ſavant médecin avoit été chargé par M. Dupré de Saint-Maur, intendant du Berry, de donner ſes ſoins à pluſieurs perſonnes qui avoient été mordues par un loup enragé, au mois de juin 1765. Cinq étoient déja mortes, lorſque M. Baudot ſe rendit dans l'endroit où ce malheur étoit arrivé. Il ne reſtoit plus qu'un jeune homme du nombre des bleſſés. Il avoit tous les ſignes de la rage naiſſante. Les frictions mercurielles employées promptement, & quelques remèdes internes, guérirent radicalement le malade. Le 16 novembre de la même année, M. Baudot traita par les frictions mercurielles, trois hommes & une fille bleſſés par un chien enragé. Tous furent préſervés de l'hydrophobie. En 1766, M. Baudot traita avec le même ſuccès par les frictions mercurielles, trois perſonnes, dont l'une avoit été mordue par une vache, la ſeconde par un chien, & la troiſième par un loup. Ces trois animaux étoient atteints de la rage. Il faut auſſi obſerver que le loup avoit mordu trois perſonnes, dont deux périrent de cette maladie; la première, avant l'adminiſtration d'aucun remède; la ſeconde, le 43e jour après ſa bleſſure; mais différens accidens contri-

(*h*) *Eſſais anti-hydrophobiques*, par M. Baudot, doct. en médecine à la Charité-ſur-Loire. *Bourges*, 1770, *in*-4°. 15 pag. Ces eſſais ſont un des meilleurs ouvrages qui ont paru ſur la rage.

buèrent à empêcher l'effet des remèdes preſcrits par M. Baudot. Dans le même temps, pluſieurs chiens bleſſés par le loup devinrent enragés & mordirent huit perſonnes, quelques unes d'entr'elles le furent d'une manière dangereuſe : toutes ont été préſervées de la rage par les frictions mercurielles & par des remèdes antiſpaſmodiques que M. Baudot leur fit adminiſtrer. Pluſieurs beſtiaux mordus au col & aux oreilles, & dont les plaies étoient conſidérables, furent ſauvés par le même procédé. M. Baudot remarque cependant que, lorſque l'hydrophobie eſt déclarée, la méthode des frictions ne doit pas juſqu'à préſent être regardée comme ſpécifique ; qu'on peut, à la vérité, rapporter quelques exemples de guériſons, mais qu'ils ſont inſuffiſans, & que pour prononcer avec certitude, on doit attendre un plus grand nombre de preuves.

En 1776, le gouvernement a fait imprimer un ouvrage de M. de Laſſone, premier médecin de la Reine. Cet ouvrage eſt une méthode éprouvée pour le traitement de la rage. L'efficacité en eſt démontrée par la guériſon de huit malades qui avoient été mordus par un loup enragé (*i*). Les remèdes recommandés dans cet ouvrage ſont, la ſaignée, les bains

(*i*) *Méthode éprouvée pour le traitement de la rage, publiée par ordre du gouvernement.* Paris, de l'imprimerie royale, 1776, *in*-4°.

de pied, & même les bains entiers dans l'eau d'une chaleur tempérée, la lotion de la plaie avec l'eau chargée de ſel marin, les ſcarifications, le cautère actuel, ſur-tout pour les animaux, les illinitions d'onguent mercuriel ſur les bords & les environs de la plaie, le panſement avec l'onguent ſuppuratif (*k*), les lavemens dans leſquels on aura mêlé une bonne cuillerée de miel commun, & deux cuillerées de vinaigre, le vomiſſement dès le commencement s'il y a des nauſées & des envies fréquentes de vomir, les purgations tous les quatre ou cinq jours, mais légères, par le moyen d'une poudre purgative quelconque, & dans l'intention de prévenir la ſalivation, l'eau de Luce à la doſe de 20 ou 25 gouttes dans une cuillerée de vin deux fois par jour, & une fois ſeulement ſi ce remède procuroit de l'agitation, (ſi ce remède détermine la ſueur, on la favoriſera, ſans cependant aſſujettir les malades à reſpirer un air trop échauffé), le bol ſuivant chaque jour; prenez quatre grains de camphre, deux grains de muſc, ſix grains de nitre en poudre, mêlés & incorporés avec un peu de miel, les calmans s'il y avoit inſomnie; mais il faut avoir ſoin de ne pas les répéter pluſieurs

---

(*k*) La lotion de la plaie avec l'eau tiède, & le panſement avec le baſilicum ſe font deux fois par jour: les frictions légères avec la pommade mercurielle ne ſe font qu'une fois en vingt-quatre heures.

jours de ſuite, une tiſane faite avec les fleurs de tilleul ou les feuilles d'oranger adoucie avec le miel & acidulée avec le vinaigre commun ou le vinaigre diſtillé dans des vaiſſeaux de verre ou de terre, une nourriture végétale & peu abondante; (le lait & toute eſpèce de laitage doivent être interdits). Si on avoit à traiter un malade qui eût déja une averſion invincible pour toute boiſſon, on lui donneroit les mêmes médicamens preſcrits ci-deſſus, en lavement dans l'infuſion de tilleul, &c. mais cette infuſion ne ſeroit point acidulée dans le lavement où entreroit l'eau de Luce. Tous ces remèdes ſeront continués pendant un mois, & pendant un temps plus conſidérable chez ceux qui auront été bleſſés grièvement, ou qui auront déja éprouvé quelque ſymptôme du développement & de l'action du venin. On donnera le quinquina de deux en deux heures, ſi les plaies avoient un mauvais caractère, & ſi après le traitement il exiſtoit de l'abattement, de la langueur & une triſteſſe profonde, on donneroit par jour trois priſes de ce remède en poudre. Les doſes des remèdes ſeront réglées ſelon l'âge, la conſtitution & le tempérament. Les animaux utiles tels que les vaches, bœufs & chevaux, ſeront traités par le cautère actuel, par les lotions d'eau tiéde fortement chargée de ſel marin, par les frictions mercurielles, en triplant chaque fois la doſe de pommade, & par les panſemens de la plaie avec la térébenthine jointe à l'huile d'olive ou de noix. On leur donnera quelques mixtions purgatives, & des lavemens s'ils étoient conſtipés. On leur fera avaler de l'eau blanche miellée & fort acidulée. On leur interdira toute communication avec les animaux ſains pendant un mois ou ſix ſemaines. Jamais on ne traitera ceux qui auront déja quelque ſymptôme de la rage ; tous les autres animaux doivent être ſacrifiés ſans réſerve.

Obſervations de M. Le Jau.

Le 20 juillet 1771, M. le Jau, médecin ſurnuméraire de l'hôpital militaire de Lille, fut mandé au château du Petit-Thouars, pour donner ſes avis à quelques perſonnes qui avoient été mordues ou bleſſées par un loup enragé le 12 juin précédent. Il n'y avoit aucun doute ſur la nature de la maladie; de douze perſonnes qui avoient été mordues ou bleſſées par ce loup, ſept étoient déja mortes hydrophobes malgré les bains de mer, & un remède que l'on regarde comme ſpécifique contre la rage dans l'abbaye de Fontevrault, mais qui n'eut aucun ſuccès, non plus que le ſecret poſſédé par des habitans d'un bourg nommé Roziers, qui eſt entre Saumur & Angers. Il reſtoit cinq bleſſés qui furent tous mis dans le château du Petit-Thouars. M. le Jau ne vit ſur ces cinq bleſſés que trois qui euſſent un beſoin abſolu de ce remède, les deux autres n'ayant point été infectés par la ſalive du loup. De ces trois, il n'en traita que deux. La dame du château renvoya le troiſième chez ſes parens, & cet infortuné périt enragé dix jours après. Des deux malades qui lui furent confiés, l'un étoit une femme de 45 ans qui avoit eu trois bleſſures, une cicatriſée qui s'étendoit depuis le haut du pariétal gauche juſqu'à l'oreille; une ſeconde à la joue gauche qui ſuppuroit encore, & une troiſième au petit doigt. Son imagination étoit ſingulièrement frappée par la perte de ſa ſœur & de ſa fille que la rage venoit d'enlever. Le ſecond malade étoit une fille de 18 ans. Elle avoit deux morſures profondes au-deſſous de l'oreille droite, dont une n'étoit pas encore guérie, & pluſieurs autres morſures le long du col. Avant l'arrivée de M. le Jau, ces deux malades avoient fait quelques remèdes. On les avoit ſaigné & émétiſé, elles avoient pris du petit lait & des lavemens pour calmer l'irritation que leur avoient cauſé les remèdes de Fontevrault & de Roziers. M. le Jau a ordonné ſur le champ les frictions mercurielles & des bains tempérés. La première ſemaine elles reçurent trois frictions. L'intervalle entre les autres frictions fut plus conſidérable. Leur nombre fut porté juſqu'à ſept en 21 jours. La pommade mercurielle étoit camphrée, & on en a employé quatre gros à chaque fois. Tous les jours matin & ſoir, elles prirent un bain excepté le jour de la purgation. La ſalivation parut vers la troiſième friction. Les deux malades furent purgées dans le commencement avec les pilules mercurielles, & ſur la fin avec des minoratifs. Le 18 août elles étoient entièrement guéries & s'en retournèrent chez elles. La première malade avoit éprouvé avant le traitement quelques élancemens dans les plaies, elle avoit de plus une douleur de tête continuelle, & étoit privée du ſommeil. La ſeconde, outre un mal de tête opiniâtre, la triſteſſe, les yeux égarés, & un ſommeil interrompu par des rêves ſiniſtres, reſſentoit des élancemens dans ſes plaies qui étoient un peu plus élevées, & avoient une couleur d'un rouge extraordinaire. Mais tous ces ſymptômes cédèrent en partie à une ſaignée du pied, & furent entièrement diſſipés par la continuation des bains dès que la ſalivation fut établie.

Au mois de mai 1773, mademoiſelle de Gonne a employé la même méthode ſur deux bergères qui avoient été mordues par un loup enragé. Ces deux filles furent traitées dans ſon château du Petit-Thouars, ſous la direction de M. Linacier (*l*).

Le 21 août 1776, M. Baudot, médecin à la Charité-ſur-Loire, dont j'ai déja parlé,

(*l*) Voyez le *Mémoire* envoyé par M. le Jau à la Société royale de médecine, & lu dans une de ſes aſſemblées, le 22 avril 1777.

envoya

envoya à M. de Clugny, alors contrôleur-général, des obſervations ſur la rage & une méthode aiſée pour la prévenir. Je vais donner l'extrait de ſon mémoire. Dans tous les cas de bleſſures ſimples, légères & ſuperficielles, (toutes auſſi dangereuſes que les profondes,) il fait appliquer pendant 12 heures un emplâtre véſicatoire, après quoi, il fait faire tous les jours, matin & ſoir, des lotions d'eau chaude & enſuite d'huile d'olives chauffée, ſur la plaie & les parties environnantes pendant un demi-quart d'heure. Cette opération finie, le bleſſé frotte lui-même la plaie & les environs avec un gros au plus d'onguent mercuriel camphré; il fait répéter tous les deux jours cette friction, le ſoir par préférence, pendant douze jours. Cette doſe eſt pour les adultes, on la diminue à raiſon de l'âge & du tempérament.

Dans les cas où les bleſſures ſont plus conſidérables, il fait pratiquer des ſcarifications plus ou moins profondes, emploie un digeſtif ſimple, & du reſte ſuit le traitement ci-deſſus décrit. Par cette méthode ſimple, dont il a banni les émétiques, les purgatifs, les alexipharmaques, ſoit en boiſſon, ſoit en lavemens, même les ſaignées, excepté dans les cas où la rage eſt déclarée, ce ſavant médecin a préſervé d'hydrophobie tous les malades qui ſe ſont préſentés à lui depuis plus de trois ans.

Obſervation de M. Baudot.

L'obſervation ſuivante, qui eſt conſignée dans le mémoire de M. Baudot, mérite d'être rapportée.

Le chien de Pierre Champion, métayer du Petit Minier, paroiſſe de Vieil-Maunay, élection de la Charité, généralité de Bourges, eſt devenu enragé le 18 mai 1775. Il a tué une truie dans un village voiſin, eſt revenu au domaine, y a bleſſé pluſieurs pièces d'aumaille; deux vaches & un taureau avoient entr'autres des plaies très-apparentes; il s'eſt jeté ſur la femme de ſon maître, âgée de 45 ans, & l'a bleſſée à la cuiſſe gauche à travers ſes jupes & ſa chemiſe. M. Baudot fut appellé, & il employa ſa méthode ordinaire; cette femme paſſa les huit premiers jours dans un état de grande tranquillité; mais le 26 mai, neuvième jour de ſa bleſſure, elle ſentit à la partie bleſſée la plus grande démangeaiſon, éprouva en même temps des frémiſſemens dans tout le corps, & des mouvemens irréguliers dans les extrêmités ſupérieures & inférieures, ſur-tout du côté bleſſé, avec un ſentiment de peſanteur à la région de l'eſtomac, qui fut bientôt ſuivi de tranſport & d'inſomnie pendant toute la nuit. Le lendemain M. Baudot la trouva tranquille en apparence, cependant ayant les yeux troublés & ſe plaignant de frémiſſemens dans tout le corps ; elle avoit la langue vermeille, & le pouls bien réglé. Il fit pratiquer ſur le champ d'amples ſcarifications dans la vue d'ouvrir une iſſue au virus engagé ſous les cicatrices ; il fit enſuite ſaigner la malade ; dans la nuit qui ſuivit ces opérations, la malade fut encore agitée, mais beaucoup moins ; les mouvemens irréguliers des membres & les frémiſſemens continuerent. Le lendemain 28, M. Baudot fit réitérer la ſaignée, & preſcrivit un bol de laudanum avec le camphre à prendre tous les ſoirs pendant huit jours : on continua les lotions d'eau chaude & l'huile d'olives, ainſi que les frictions mercurielles ; le calme a inſenſiblement reparu, les frémiſſemens, les mouvemens involontaires ont ceſſé par degrés, & après quinze jours la malade a recouvré la ſanté, quoiqu'elle ait eu l'occaſion prochaine d'avoir de l'effroi.

M. Baudot fit traiter en même temps par le ſieur Hubert, artiſte vétérinaire, les trois pièces d'aumaille dont les bleſſures étoient apparentes ; elles ont été préſervées : celles qui avoient été bleſſées ſans apparence de plaie & qui n'ont point été traitées, moururent de la rage.

Obſervation de M. Oudot.

M. Oudot, médecin & notre correſpondant à Beſançon, nous a communiqué une obſervation qui a été lue dans l'aſſemblée du 17 décembre 1776. Elle a été insérée depuis dans le journal de M. l'abbé Rozier; mais comme les conclusions que M. Oudot en a tirées ne sont pas les mêmes que celles de M. Mauduyt & les miennes, nous allons rapporter le fait tel qu'il est dans le mémoire de M. Oudot, & nous en terminerons le récit par les réflexions que nous fimes dans le temps, en qualité de commissaires.

« Dans le courant de février 1762, un chien » enragé parcourut les environs de Besançon » & mordit cinq personnes, dont quatre hom- » mes & une femme. Cette dernière m'ayant » fait appeller à l'instant même, je ne perdis » point de temps, & commençai dès-lors le » traitement qu'on a coutume de faire en pa- » reille circonstance, & tel enfin qu'il vient » d'être publié par le gouvernement. Je fis » même pousser les frictions mercurielles jus- » qu'à la salivation que j'entretins pendant » quelques jours, parce que cette femme ayant » été mordue en différens endroits du bras & » de l'avant-bras, à l'instant où elle sortoit du » lit, temps où elle n'avoit que sa chemise » pour tout vêtement, je présumai qu'elle » avoit dû recevoir une quantité considérable » de virus. La morsure fut très-violente, puis- » que l'animal du dernier coup de dent qu'il » donna, enleva au biceps un morceau de » chair large comme un écu de six livres.

» Une plaie de cette espèce me persuadant

» que j'avois à combattre beaucoup de virus, » je n'héſitai pas de recourir à tous les moyens » connus. Afin de multiplier les ſecours, je » me déterminai à joindre au traitement mer- » curiel, les bains dans l'eau ſalée, & l'uſage » du mouron à fleurs rouges. L'infuſion de » cette plante entroit dans la boiſſon ordinaire » de la malade; elle en prenoit d'ailleurs tous » les jours trois gros en ſubſtance, & j'en » faiſois appliquer ſur la plaie. Le traitement » fut ſuivi pendant trois ſemaines au moins, » & j'eus ſoin d'entretenir pendant plus de » 40 jours l'écoulement de cette plaie, que je » ne me déterminai à faire cicatriſer que lorſ- » qu'il ne me fut plus poſſible de douter de » la guériſon de cette femme, c'eſt-à-dire, » dès que ſon ſommeil ne fut plus interrompu » par des ſonges effrayans (*m*), & que les » ſymptômes légers d'hydrophobie qu'elle » éprouva furent calmés.

» Pendant le temps du traitement, je m'in- » formai de l'état des autres perſonnes qui » furent mordues par le même chien, & j'ap- » pris qu'elles étoient mortes dans le paro- » xyſme d'une rage bien caractériſée; ce qui » me prouva que le chien qui avoit mordu » ma malade étoit vraiment enragé.

(*m*) Dans le commencement de la maladie, cette femme avoit des ſonges effrayans: elle s'imaginoit qu'elle faiſoit des chûtes dans l'eau, & qu'elle étoit pourſuivie par des chiens ou des loups enragés.

» Le traitement fini, cette femme qui pour
» lors jouissoit en apparence de la meilleure
» santé, reprit ses occupations ordinaires, &
» ne les interrompit que pour faire un voyage
» de dévotion dont elle revint bien portante.
» Sa santé se soutint de même pendant quatre
» mois, & ne parut se déranger qu'à l'époque
» de la visite d'une de ses amies, qui, dans
» l'intention de la flatter, lui témoigna com-
» bien elle étoit réjouie de la retrouver entiè-
» rement guérie; elle lui rappella en même
» temps tous les risques qu'elle avoit courus,
» & n'oublia pas de lui dire que tous ceux
» qui avoient été mordus par le même chien
» étoient morts enragés huit à dix jours après
» cet accident.

» Cette femme qui, jusqu'alors avoit tou-
» jours douté que le chien fût enragé (parce
» que jamais ni moi, ni le chirurgien qui la
» pansoit, n'avions voulu en convenir devant
» elle), fut vivement affectée de ce qu'elle
» venoit d'entendre : ses craintes se renouve-
» lèrent, & dès-lors elle tomba dans une espèce
» d'accablement qui l'obligea de se mettre au
» lit. Elle me fit d'abord avertir : je lui trouvai
» le pouls dans l'état naturel, n'ayant ni fièvre,
» ni douleur quelconque, ne se plaignant que
» d'accablement, bâillant à tout instant, &
» paroissant fort ennuyée de tout ce qui l'en-
» vironnoit. Ces symptômes, plus embarras-
» sans que faits pour éclairer la conduite d'un

» médecin, me déterminèrent à attendre que » la maladie fût mieux caractériſée. Le len- » demain, elle fut à peu-près dans le même » état ; mais elle ſe plaignoit de plus de » reſſentir des douleurs dans le bras qui avoit » été mordu. Inſtruit de ce nouvel accident, » ma première idée fut de penſer qu'il pou- » voit bien ſe faire que la rage ſe renouvellât: » pour m'en aſſurer, je demandai à la malade » ſi elle buvoit? elle me répondit *non* d'un » ton aſſez ferme ; que d'ailleurs elle n'avoit » pas ſoif, & qu'il étoit inutile que je la » tourmentaſſe ſur cet objet. Je n'inſiſtai pas » davantage ; mais comme je cherchois à me » rendre certain de ſon état, en la quittant » je la priai de boire devant moi un peu » d'eau & de ſirop, ce qu'elle me refuſa » d'abord ; & s'y étant enfin déterminée, » lorſqu'elle voulut approcher la liqueur de » ſa bouche, elle me fit un ſigne d'horreur » qui m'annonça clairement qu'elle étoit hy- » drophobe.

» Les accidens de cette maladie ſecondaire » augmentèrent très-rapidement. Le troiſième » jour, elle s'épouvanta ſingulièrement de tout » ce qui reſſembloit à la peau d'un animal ; » elle pria qu'on ne vînt point auprès d'elle » avec un manchon, & fit très-exactement fer- » mer les rideaux de ſa chambre, diſant que » le grand jour la faiſoit cruellement ſouffrir. » Le quatrième, il lui prit envie de mordre

» ceux qui l'entouroient : elle ne pouvoit plus » ſoutenir l'éclat d'une très-foible lumière qui » répandoit de la clarté dans ſa chambre, & » mourut enfin le cinquième jour de ſa mala- » die.

» Les triſtes conſéquences qu'on peut tirer » de cette obſervation, ſemblent annoncer que » tous les remèdes connus juſqu'à préſent pour » guérir cette triſte maladie, ne ſont que des » foibles palliatifs, capables d'embarraſſer le » virus hydrophobique, & peu faits pour les » détruire, puiſqu'au moindre effet de l'ima- » gination il reprend toute ſon activité, & » paroît ſévir avec plus de force qu'auparavant. » J'ajouterai à ces réflexions peu conſolantes » pour l'humanité, que peut-être nous aurions » déja découvert contre cette cruelle maladie » des remèdes plus puiſſans, ſi les ſuccès ap- » parens de ceux qui ſont déja connus, n'euſſent » pas fait naître une eſpèce de ſécurité qui, je » penſe, a rallenti les recherches & les tenta- » tives des ſavans. Il ſeroit cependant bien à » deſirer qu'ils s'en occupaſſent encore, & » qu'en calmant toutes nos craintes ſur cet ob- » jet, ils parvinſſent à rendre raiſon de l'effet » de l'imagination ſur le virus hydrophobique, » & à faire connoître pourquoi il eſt de nature » à s'aſſimiler ſi difficilement à nos humeurs ».

Réflexions sur l'Observation de M. Oudot, & sur les conséquences qu'il en a tirées.

Nous pensons que l'observation de M. Oudot tend au contraire à prouver l'efficacité de la méthode qu'il a employée. En effet, les autres personnes qui avoient été mordues par le même chien, périrent pendant le traitement que M. Oudot faisoit à sa malade. Quatre mois après ce traitement qui dura quarante jours (ce qui fait en tout plus de cinq mois depuis l'accident), la malade n'éprouva aucun mal-aise ; il est donc probable que si les frictions eussent été continuées plus long-temps, que les plaies eussent été entretenues pendant quelques mois, cette femme eût été complètement guérie. Le virus hydrophobique n'étoit pas totalement détruit ; le récit indiscret que l'on fit à la malade, a suffi pour le développer : mais n'étoit-il pas encore temps de le détruire, en r'ouvrant les plaies, en les faisant suppurer, en donnant de nouvelles frictions à grandes doses, &c ? Enfin nous continuons d'être persuadés que le mercure a non-seulement la propriété de suspendre, mais même de détruire le virus hydrophobique ; & nous pensons que dans les plaies considérables & multipliées, toutes les fois qu'il y a lieu de soupçonner qu'il a pénétré une grande quantité de virus, il faut, pour parvenir à la guérison radicale, prolonger le traitement, & entretenir pendant très-long-temps la ſuppuration des plaies.

Obſervations de M. Ehrmann, doyen du collège des médecins & phyſiciens de la ville de Strasbourg.

Au mois de janvier dernier (1778), M. Ehrmann, membre diſtingué de la Société royale de médecine, nous a envoyé les obſervations ſuivantes.

Le fils d'un nommé Pierre Boch, bourgeois & fabriquant de pipes, âgé de quinze ans, avoit été mordu à un doigt par un petit chien, le 6 novembre 1777. Il ne fit aucune attention à cet accident, n'imaginant pas que cette morſure pût avoir des ſuites. Quatre jours après le chien mourut, étant devenu auparavant perclus des deux pattes de derrière. L'enfant ne ſentoit aucun mal, & ſembloit ſe bien porter. Le 6 décembre, il fut conduit à l'hôpital des bourgeois, parce qu'on s'apperçut qu'il avoit des mouvemens convulſifs, & qu'il faiſoit des grimaces & des contorſions. Auſſi-tôt qu'il y fut arrivé, la rage ſe déclara, les ſymptômes de cette maladie allèrent toujours en augmentant; l'averſion pour le blanc & pour toute boiſſon ſe manifeſta, & il périt le lendemain à ſix heures du ſoir, après avoir été pendant 24 heures dans ce triſte & pitoyable état. M. Ehrmann ſe tranſporta chez les parens de cet enfant & chez le nommé Alexis Rachel, gagne-petit, auquel ce chien appartenoit : il apprit que l'enfant avoit couché, mangé & bu avec ſes parens, & qu'on s'étoit ſervi indiſtinctement des mêmes vaſes, juſqu'au moment où la maladie s'étoit déclarée. Le chien avoit pluſieurs fois léché les lèvres du gagne-petit, & ſa femme en avoit été mordue à l'index aſſez fortement pour qu'on apperçût un trou dans l'ongle qui pénétroit bien avant dans la chair. M. Ehrmann jugea à propos de traiter par la méthode des frictions & par le mercure pris intérieurement, le père, la mère & les trois frères de cet infortuné, ainſi que le gagne-petit & ſa femme : il leur procura à tous une forte ſalivation ; & le 26 janvier 1778 tous ces pauvres gens étoient dans le meilleur état, au point que ce ſavant médecin les regardoit comme totalement préſervés de la rage.

En 1764, M. Ehrmann avoit déja vu le ſuccès de cette méthode, ſur cinq enfans mordus d'un chien enragé. Ils furent préſervés de cette funeſte maladie, tandis que la mère qui avoit refuſé tout ſecours, périt de la rage. *Voyez* la thèſe de M. Hagg, citée plus haut.

En 1769, le nommé Matthieu Freitag, garçon menuiſier, natif de Petitepierre, ayant été mordu par un chat enragé, & ayant déja des ſymptômes de la rage, fut tranſporté à l'hôpital de Strasbourg. On l'a traité de la même manière que ci-dessus, & quoiqu'il ait refusé de boire pendant huit à neuf jours, il a été guéri & est sorti de l'hôpital en parfaite santé.

Le 19 décembre 1777, un jeune homme, fils d'un cordier nommé Metz, fut blessé par un chien décidément enragé. Son médecin, M. Corvinus (le même qui avoit vu les cinq enfans dont on vient de parler), a employé la même méthode : on a scarifié sur le champ la partie mordue; on y a ensuite appliqué les vésicatoires; & quoique le mercure n'ait agi que par les selles, M. Ehrmann se croit en droit d'assurer que la rage ne se manifestera pas.

La fille qui soignoit le premier jeune homme mort de la rage à l'hôpital, a eu l'imprudence d'essuyer la salive de ce malheureux avec ses doigts, & quelquefois avec son mouchoir : cette fille est devenue tout à coup rêveuse, triste & mélancolique, pleurant & riant successivement, & par intervalles. Le médecin de l'hôpital, M. Milhau, vint sur le champ trouver M. Ehrmann pour lui faire part de ce triste accident, dont on craignoit les suites avec raison. Cette fille se plaignoit de suffocations momentanées, & d'une incommodité dans le gosier, qui lui procuroit une sensation semblable à celle de la strangulation. Elle buvoit cependant sans peine, mais d'autres signes non équivoques d'une rage imminente déterminèrent MM. Milhau & Ehrmann à lui faire donner les frictions : M. Marchal, chirurgien, en prit ſoin, & le 11 janvier 1778 elle fut délivrée de tous ces ſymptômes.

M. Ehrmann termine ſes obſervations par quelques réflexions. Il penſe que le venin ſi formidable & ſi pernicieux de la rage, réſide ſur-tout dans la ſalive; & qu'en conſéquence il faut avoir ſoin de provoquer au plus vîte une ſécrétion abondante de cette liqueur; ce qu'on obtient par une ſalivation accélérée. *Plurima exemplâ aſſerti veritatem ſufficienter probant & illuſtrant.*

On recommande, on prône & on divulgue bien des ſpécifiques contre cette maladie: les gazettes en ſont remplies. De ce nombre ſont le mouron à fleurs rouges, le muſc, la poudre de Paulmier, les ſcarabés ou vers de mai, l'étain avec le mithridate, le *lichen cinereus terreſtris.* On raiſonne différemment ſur leurs vertus; *ſed fruſtrà laborat & hìc ratio, experientiâ reclamante.* Ces remèdes tant vantés ne ſont pas aſſez efficaces pour la plupart, & quelquefois trop tardifs, quant à leurs vertus, tandis qu'il s'agit du plus prompt ſecours dans ces terribles maux......

Ce ſavant médecin finit par faire des vœux pour que le mercure ſoit toujours la baſe du traitement de la rage, pour que la méthode des frictions ſoit répandue & divulguée partout: l'humanité, ajoute-t-il, ſemble le demander; par ce moyen on ſauvera bien des malheureux. Perſonne n'eſt plus en état de dicter des loix pour le traitement de la rage, que M. Ehrmann, qui, pendant le cours d'une pratique brillante de quarante-quatre ans, a eu occasion de voir quantité d'exemples d'infortunés attaqués de cette maladie.

Ces observations ont été imprimées depuis peu par un arrêté & décret des magistrats de la ville de Strasbourg, composant le collège de santé (*a*); mais M. Ehrmann en a ajouté une nouvelle qui confirme l'avantage de la méthode des frictions & des préparations mercurielles dans les accidens occasionnés par la morsure des chiens enragés.

Le 3 mars 1778, le nommé Stutter, pauvre gardien âgé de 43 ans, & un garçon de 17 ans, fils d'un paysan nommé Hendler, l'un & l'autre habitans de Bettenhofen, village à trois lieues de Strasbourg, furent mordus par un chien enragé, les morsures qu'ils reçurent tant aux cuisses qu'aux mains & aux doigts, étoient assez profondes; le même chien mordit aussi un cordonnier de Gambsheim près dudit Bettenhofen, nommé Lipp, âgé de 35 ans. Ils furent traités tous les trois sous ma direction par le sieur Maské de la manière suivante:

On les évacua d'abord par des pilules de

(*n*) Voyez l'instruction concernant les personnes mordues par une bête enragée. Strasbourg, Jean-François le Roux, 1778, *in*-12 de 16 pages.

mercure dulcifié ; les plaies furent lavées avec une eau ſalée, profondément ſcarifiées, imprégnées de la poudre des cantharides & couvertes d'emplâtres véſicatoires qui dépaſſoient de beaucoup la plaie. Le ſoir du jour de l'évacuation on donna à chacun trois grains de panacée mercurielle en forme de pilules ; le lendemain pour hâter la ſalivation on employa les frictions à la doſe de deux gros d'onguent Napolitain ſaturé, & on fit boire au malade une ſuffiſante quantité de décoction d'orge ; par ce moyen la ſuppuration des plaies & la ſalivation furent bien établies le quatrième jour. Le cinquième au matin on obſerva dans le plus jeune une chaleur forte & sèche, il étoit très-agité, & malgré une ſoif ardente, il refuſoit toute boiſſon ; les frictions furent redoublées, ce qui augmenta la ſalivation juſqu'au ſoir ; alors le malade but copieuſement, & eut un peu de tranquillité, on continua d'entretenir la ſalivation juſqu'à ce que l'intérieur de la bouche & du goſier commençaſſent à s'exulcérer ; on avoit fait obſerver à ces malades la diète la plus ſévère, & toute leur nourriture ne conſiſtoit qu'en mets légers & de facile digeſtion, tels que décoction de riz, crême d'orge & ſoupe au lait. Après une ſuffiſante ſalivation & une ſuppuration de quatre ſemaines, on les purgea de temps en temps avec la rhubarbe & la manne, les plaies ſe fermèrent, on finit par ordonner aux convaleſcens pour nourriture le lait coupé avec des eaux minérales ; & tous trois, après beaucoup de ſouffrance, ont recouvré leur ſanté qui s'eſt ſoutenue juſqu'à préſent.

M. Ehrmann a publié le traitement ſuivant, page 14 du même ouvrage. Auſſi-tôt qu'une perſonne aura été mordue par un animal enragé, on brûlera la plaie pour la faire ſuppurer, on ſcarifiera profondément la partie affectée, on la couvrira enſuite d'un emplâtre véſicatoire qui dépaſſe les bords de la plaie ; il faut avoir ſoin de l'entretenir ouverte le plus long-temps qu'il ſera poſſible, s'il n'y a encore aucune marque qui prouve que le venin ait déja gagné le ſang, on continuera de chercher à prévenir ſon effet par les moyens ſuivans :

On ordonne au malade quelques bains domeſtiques tièdes ; ſi le malade eſt pléthorique, on lui fait une ſaignée ; s'il eſt âgé, il prendra un demi-gros de pilules mercurielles laxatives, & continuera deux jours de ſuite ; on lui fera enſuite des frictions.

On prend une demi-once de mercure que l'on broie avec de la térébenthine de Veniſe ou d'Alſace, autant qu'il en faut pour incorporer le mercure ; on y ajoute une demi-once ou ſix gros de ſaindoux : on frotte d'abord la plaie avec cet onguent, puis les jambes, les cuiſſes, & le troiſième jour on étend les frictions juſqu'aux aines, faiſant en ſorte que l'onguent ſe trouve

conſommé

conſommé dans les trois jours ; le troiſième jour on donne au malade, matin & ſoir, trois grains de panacée mercurielle ou de ſublimé doux formé en pilules avec de la mie de pain : on continue ainſi juſqu'à ce que la ſalivation ſe déclare, & on l'augmente ou on la diminue ſuivant les circonſtances ; mais ſi l'on remarque dans le malade quelques accidens de nerfs comme triſteſſe, inquiétude, mouvemens con-convulſifs, on ſe ſervira de la poudre ſuivante, & on la preſcrira une ou deux fois par jour ſuivant les circonſtances.

Prenez de cinnabre d'antimoine, ou de cinnabre artificiel, dix grains ; de muſc, ſix grains ; de camphre, quatre grains ; d'opium, un grain.

Faites une poudre que l'on donnera dans une infuſion ſudorifique, ſi l'uſage du mercure pris intérieurement & extérieurement, n'occaſionnoit ni ſalivation ni ſelles, il n'en faudroit pas moins le continuer encore quelques jours, & dans ce cas on auroit recours aux ſaignées, aux vomitifs & aux purgations, mais toujours d'après le conſeil du médecin ; ſi malgré l'uſage de ces remèdes, la maladie empiroit, & qu'il ſurvînt des accidens conſidérables, tels que l'horreur de l'eau, on la traiteroit comme une maladie inflammatoire, on redoubleroit les frictions, principalement ſur le col & ſur la poitrine, on réitéreroit les ſaignées, on ſe ſerviroit de remèdes rafraîchiſſans, tels que les acides, le nitre.

Nous terminerons ces recherches par l'obſervation ſuivante.

Le traitement par les frictions eſt employé depuis fort long temps à l'hôtel-dieu de Paris. Il n'eſt pas rare qu'on conduiſe à cet hôpital des malades mordus par des animaux enragés : on leur adminiſtre des frictions, & l'on tient la plaie long-temps ouverte, pour qu'elle ſuppure. Suivant M. Moreau, chirurgien-major de cet hôpital, de tous les malades qu'on a conduits à l'hôtel-dieu, & qui avoient déja horreur de l'eau, pas un ſeul n'a été guéri. Les frictions, ajoute ce chirurgien célèbre, loin de ſoulager, irritent le mal, & les hydrophobes périſſent communément en douze heures : mais de tous les malades qu'il a vus, pas un de ceux qui ont été traités avant d'éprouver l'horreur de l'eau, n'eſt devenu hydrophobe. Entr'autres exemples cités par M. Moreau à M. Mauduyt de la Varenne, le ſuivant eſt frappant.

Deux frères mordus par le même animal dans le même temps, ayant tous deux de profondes plaies au viſage, furent conduits à l'hôtel-dieu. On leur préſenta de l'eau : l'un eut de ſimples treſſaillemens à ſon aſpect, l'autre but ſans aucune répugnance : on fit des frictions à tous deux ; le premier périt en douze heures, le ſecond ne devint point hydrophobe & guérit parfaitement.

Quelques préparations mercurielles ont été auſſi recommandées à l'intérieur. Nous avons déja vu que le cinnabre entroit dans la poudre de Cobb. Ces préparations ont été employées, ſoit ſans les frictions mercurielles, ſoit avec les frictions. Le frère du Choiſel faiſoit entrer dans ſes pilules purgatives le mercure crud éteint dans la térébenthine. Robert James, MM. Bertrand de Marſeille, Darluc, Roſe, Hoin, Kühn ont employé avec ſuccès le turbith minéral. Le mercure doux joint aux abſorbans, donné à la doſe d'un ſcrupule par jour, eſt recommandé par M. Kaltſchmied. M. Linacier conſeille de purger avec des mercuriels.

Je penſe qu'il eſt inutile de pouſſer plus loin ces recherches. Je n'ai pas eu intention de faire un traité ſur la rage, mais ſeulement d'indiquer les meilleurs auteurs qui ont traité de cette maladie. J'ai cru de même qu'il étoit inutile d'examiner la nature du virus de la rage, & la manière dont le mercure guérit cette maladie. Ceux qui ſeront curieux de s'occuper de ces queſtions, pourront lire la thèſe ſoutenue à Paris en 1738, par M. Louis-André Garnier : *An rabies ab acido?* les *Mémoires de l'académie de Mayence*, tom. 1, pag. 341 & ſuiv. MM. de Sauvages, Nugent, le Camus, Deſault, &c. & l'*Étiologie nouvelle de la ſalivation*, ou *Explication de la manière dont le mercure fait ſaliver*, not. 1, p. 33 & ſuiv. (*n*).

(*n*) Cet ouvrage eſt de M. Jean-Staniſlas Mittié, docteur-régent de la faculté de Paris, &c. Il a été publié en 1777.

NOTES SUR LE TRAITEMENT
DE LA RAGE.

A. Extrait de la Thèse soutenue par M. Chrétien-Fréderic Sielig.

[*Voyez ci-dessus, page 7.*]

M. Sielig le père fut appellé, le 20 octobre 1727, dans les montagnes de Franconie, pour voir un malade dans la maison duquel étoit un enfant, qu'on lui dit être indisposé depuis quelques jours. M. S. trouva cet enfant fort agité, dans une grande foiblesse, & commençant à délirer. Le pouls étoit très-inégal, tantôt très-vif, tantôt débile & intermittent; la peau étoit brûlante, & la bouche remplie d'une salive abondante. Le malade étoit tourmenté d'une soif ardente, & demandoit à boire avec chagrin; mais aussi-tôt qu'on lui présentoit quelque liquide, tout son corps tressailloit d'horreur, il entroit en convulsion, & cette agitation étoit même excitée à la seule vue des grappes de raisins verds. Le médecin demanda s'il avoit une horreur pareille pour les nourritures solides; on lui dit que le matin même il avoit mangé avec avidité & sans aucue difficulté une galette faite avec de la farine: il s'informa de plus s'il n'avoit point été mordu par quelque animal enragé; le malade & les assistans lui répondirent qu'ils n'en avoient aucun souvenir, & ils attribuèrent la cause de la maladie à des fruits de hêtre cuits légèrement dans un four dans lequel on faisoit fondre de l'étain, & dont le malade avoit mangé une grande quantité le 16 du même mois, c'eſt-à-dire quatre jours avant la viſite de M. S. Dès le lendemain, le malade avoit été attaqué d'engourdiſſement des membres, de triſteſſe, & de la crainte de toutes les ſubſtances liquides. M. S. héſita ſur ce qu'il feroit; d'ailleurs dénué de tout ſecours dans cet endroit ſauvage, il fut obligé d'abandonner le malade à ſon triſte ſort. Le lendemain matin, l'enfant étoit dans le même état, ſi ce n'eſt qu'il parloit beaucoup plus dans ſon délire, & qu'il ſortoit de ſa bouche une plus grande quantité de ſalive écumeuſe. L'urine de la nuit étoit rouge, enflammée, & avoit dépoſé un ſédiment abondant, épais, blanc, qui étoit au fond du vaſe: il y avoit à peu près l'épaiſſeur d'un doigt de ce ſédiment, & il reſſembloit à l'émulſion des fruits du hêtre. Ce malade périt la nuit, ſa mort fut tranquille, & quelques heures auparavant il rendit par le vomiſſement une bile porracée.

Pour parvenir à l'explication de ce phénomène, M. Sielig le fils commence par rapporter les faits mentionnés dans les auteurs, de cas ſemblables à celui dont il eſt queſtion, & qui prouvent que l'hydrophobie ſurvient ſans avoir été produite par la morſure d'un animal enragé: il traite enſuite de l'hydrophobie qui provient de la morſure des animaux qui ont la rage, & finit par expliquer comment les fruits du hêtre ont pu produire cette maladie.

Dans la première ſection, M. S. met au nombre des auteurs qui aſſurent que l'hydrophobie ſurvient ſans cauſe manifeſte, Cælius Aurelianus, Petrus Salius Diverſus, Marcel Donat, Félix Plater, Boërhaave, Sanchès, Razoux, Lavirotte: il renvoie auſſi aux *Ephémérides des curieux de la nature*, aux *Actes de Breſlaw*, & au *Commerce littéraire de Nuremberg*.

L'exemple rapporté par Salius Diverſus ſe trouve dans Van-Swieten: Schenkius fait mention des faits rapportés dans Marcel Donat; ces faits ſont au nombre de cinq: Félix Plater donne une obſervation ſur le même ſujet: on en trouve cinq dans les *Ephémér. des cur. de la nature*: il eſt queſtion dans les *Annales de Breſlaw* (année 1719) d'une fièvre épidémique, accompagnée de l'horreur de l'eau, qui régna ſur les enfans pendant un mois entier. M. Koëhlher rapporte dans le *Comm. littér. de Nur.* deux exemples d'inflammation de l'eſtomac, accompagnée d'hydrophobie : on lit auſſi dans le premier vol. des *Eſſais de la ſociété d'Edimbourg*, une obſervation ſur une inflammation d'eſtomac, ſuivie d'hydrophobie, dont le malade guérit après beaucoup de ſaignées. Cette obſervation eſt du docteur Innès.

M. Sielig rapporte enſuite, 1°. les obſervations de Boërhaave & de F. Sanchès; la première eſt rapportée dans Van-Swieten; la ſeconde, par M. Lavirotte, *Journal de médecine*, tom. 7. pag. 89. 2°. Celles de MM. Lavirotte, Pinchenier, Laurens, Trécourt & Brogiani.

La ſeconde ſection traite de l'hydrophobie communiquée. L'auteur donne la définition de cette maladie, enſeigne les moyens de la diſtingner des maladies avec leſquelles on pourroit la confondre, parle des différens animaux qui en ſont atteints, examine les cauſes qui peuvent la produire dans les chiens, les loups & les renards; préſente un tableau des ſymptômes de la rage très exact, & d'autant plus intéreſſant, qu'en faiſant attention à tous les ſignes qu'il décrit, on n'aura aucun lieu de douter de la maladie de l'animal, & que par ce moyen on ſe mettra aiſément à l'abri des malheurs qu'il pourroit occaſionner. Il obſerve que quelques perſonnes ont été attaquées de la rage, après avoir été mordues par des animaux qui n'étoient qu'irrités & nullement attaqués de cette maladie. Il fait voir les différentes manières dont on peut être atteint de la rage, & cite à ce ſujet Boërhaave, Cælius Aurélianus, & Fabrice de Hilden. Il dit, d'après Cocchi, que de pluſieurs perſonnes mordues par le même chien & dans le même temps, les unes périrent, quoiqu'elles euſſent pris les remèdes qu'on leur avoit ordonnés, & que d'autres, qui n'avoient voulu rien faire, ne furent aucunement attaquées de la rage. M. Sielig examine enſuite les forces & l'activité du virus hydrophobique. Ce virus ſe manifeſte plus promptement, ſi les plaies ſont à la face, ſi l'animal qui a fait la morſure eſt enragé depuis un plus long eſpace de temps : il cite à ce ſujet Joubert, Platner, Boërhaave & Van-Swieten.

Notre auteur ne laiſſe rien à deſirer dans la deſcription de la rage communiquée par la morſure. Il ſuit cette maladie dans ſes trois périodes ; il en décrit les différences & les ſymptômes; il examine l'état du pouls, des ſueurs & de l'urine : rien n'eſt oublié, & il finit par expoſer ce que l'on a appris par l'ouverture des cadavres. Voici les auteurs qui l'ont guidé dans ce travail : Sauvages, le frère du Choiſel, Lavirotte, Paulmier, Hunauld, Bonet, les Mémoires de l'académie des ſciences, les Actes des curieux de la nature, Schroder, Lommius, Petrus Salius, Cælius Aurelianus.

M. Sielig vient à l'explication des cauſes de la maladie. Suivant lui, la paire vague & le nerf intercoſtal ſont principalement affectés dans la rage, & la plupart des ſymptômes que les malades éprouvent, tant dans le commencement que dans le progrès de la rage, arrivent aux parties dans leſquelles ces nerfs ſont implantés, ou avec leſquels ils ont des communications. Il rappelle en paſſant toutes les parties dans leſquelles ces nerfs ſont placés, ou avec leſquelles ils communiquent. Il renvoie, relativement au nerf intercoſtal, à deux diſſertations de M. le profeſſeur Schmidel, préſident de la thèſe, l'une imprimée en 1754, l'autre en 1767, toutes deux avec figures. Le viſcère qui eſt la cauſe de tout le mal, & la cauſe première, eſt le foie : il eſt le premier attaqué de la maladie, qu'il propage enſuite à toutes les autres parties Après ce viſcère, l'eſtomac, l'œſophage, & toutes les parties qui ſont lubréfiées par la ſalive, peuvent auſſi entrer pour quelque choſe dans la maladie, mais ſeulement comme cauſes ſécondaires. L'auteur a eu ſoin, pour rendre ſon opinion plus probable, de préſenter une ſuite d'obſervations, toutes en ſa faveur, & qui prouvent que le foie eſt principalement affecté dans cette maladie. Les auteurs qu'il atteſte ſont Lanzini, Paullini, Marcel Donat, Van-Swieten, Lancisi, Bianchi, Brendel, Bonet, Méad, Lommius.

Après avoir expoſé les cauſes prochaines de l'hydrophobie, M. Sielig présente la manière dont il pense que ces causes produisent leurs effets. Il parle de l'empire des nerfs sur le foie & le réservoir de la bile; tous les symptômes de la rage sont expliqués par la communication que les nerfs ont entr'eux par leurs plexus & leurs ganglions. Les observations répandues dans cette partie de la thèse de M. Sielig, sont extrêmement curieuses.

Dans la troisième section, M. S. examine comment les fruits du hêtre ont pu causer l'hydrophobie. Après avoir dit que plusieurs personnes en ont souvent mangé, sans en éprouver de mauvais effets ; que plusieurs animaux en sont friands ; que l'huile qu'on en retire, sert dans plusieurs provinces, au lieu de beurre, pendant le carême ; & après avoir décrit les vertus médicinales de ce même fruit, il cite plusieurs auteurs qui l'accusent de troubler le cerveau : ces auteurs sont J. Bauhin, Rai, Manget, Schwenckfelt, Simon Paulli, Haller, Furstenau, qui rapportent des exemples funestes occasionnés par l'usage de ce fruit. Furstenau l'accuse d'avoir produit des pleurésies mortelles. Nous n'avons pas parlé des parties volatiles-spiritueuses & huileuses âcres du sang, dont M. Sielig fait mention dans sa dissertation, parce que toutes ces assertions de Boërhaave ne sont rien moins que démontrées.

B. Recette de la poudre de Julien Paulmier, *annoncée comme spécifique contre la rage, p. 26.*

J. Paulmier, disciple & ami de Fernel, & docteur de Paris, vante le remède suivant comme préservatif & curatif de la rage, pourvu que les plaies faites par l'animal enragé ne soient pas à des parties au-dessus de la bouche, & que la plaie n'ait pas été lavée avec de l'eau froide : (beaucoup d'autres regardent comme très-dangereux de laver la plaie avec de l'eau pure).

Prenez des feuilles de rhue, de verveine, de petite

ſauge, de plantain, des feuilles de polypode, d'abſynthe commune, de menthe, d'armoiſe, de méliſſe des bois, de bétoine, de mille-pertuis, de petite centaurée, de chaque parties égales. Il faut avoir ſoin de cueillir ces plantes dans le temps où elles jouiſſent de toutes leurs vertus ; ce qui arrive en France vers la pleine lune de juin.

Faites ſécher ces plantes ſéparément dans un lieu ſec & à l'ombre, après les avoir enveloppées dans un papier. Lorſque l'on voudra s'en ſervir, on prendra de chacune parties égales, on les réduira en poudre ſubtile, & on en donnera tous les jours un demi-gros avec le double de ſucre, ſoit dans du vin, du cidre, du bouillon, ſoit avec du beurre, ou du miel, en forme d'opiat. On prendra cette poudre trois heures avant de manger, & à jeun. Quoiqu'un demi-gros, ou deux gros tout au plus, ſuffiſent pour tout homme, & même pour tout animal, quelques grandes que ſoient ſes bleſſures, il ſera encore mieux de continuer la doſe juſqu'à ce que le malade en ait pris trois ou quatre gros, ſur-tout s'il s'eſt écoulé un temps conſidérable depuis la morſure, ou ſi l'hydrophobie eſt déja déclarée. Paulmier recommande auſſi de laver la plaie deux ou trois fois par jour, avec du vin, ou de l'hydromel, dans lequel on aura délayé un gros de la poudre.

Il déclare qu'il doit ce remède à Jacques Sylvain, ſieur de Pyrou. Cette poudre a été employée pendant long-temps ; pluſieurs auteurs en ont fait beaucoup de cas, & entr'autres George Blaſius & François Peccetius : elle eſt décrite dans la *Pharmacopée de Paris*, ſous le nom de *pulvis contrà rabiem.*

La poudre de M. le Joyant, curé de N. D. de la Quinte, près le Mans, dont la recette a été publiée dans le *Journal de médecine*, tom. 6, fév. 1757, pag. 151 & ſuiv. & tom. 38, juillet 1772, pag. 525, ne diffère du remède de Paulmier qu'en ce qu'il y a ajouté la reine des prés & les écailles d'huîtres calcinées.

C. Remède de M. FAGET contre la rage, tel qu'il a été envoyé au Miniſtère par M. Caſtenau. (*Voyez ci-deſſus, pag. 26.*)

PRENEZ, 1°. trois ou quatre tiges de bois de frêne, groſſes comme le doigt indicateur, ou, au défaut de tiges, trois ou quatre branches de la même groſſeur : enlevez-en l'écorce juſqu'au bois, prenez une poignée de cette écorce.

2°. Une poignée d'écorce de racines de roſier ſauvage qu'on trouve dans les haies & dans les bois : lavez les racines, pour en ôter toute la terre.

3°. Une poignée de tige de rhue, avec leurs feuilles.

4°. Une poignée de tiges de ſauge, avec leurs feuilles *.

5°. Chacune de ces plantes doit être pilée ſéparément.

6°. On les mêle toutes enſemble, puis on les met dans un vaſe de terre commune dont l'entrée doit être large.

7°. Il faut jetter par deſſus une pinte de bon vin blanc ; on laiſſe infuſer deux fois vingt-quatre heures ; on remue ſouvent la mixtion, en ſecouant le vaſe ; puis on paſſe la liqueur en exprimant, & on la garde pour l'uſage.

8°. On met dans cette infuſion ſix à ſept gouſſes d'ail broyées, & du ſel marin * * la quantité qui entreroit dans la moitié d'une coque d'œuf de poule ; & au défaut de ce ſel, du ſel commun ce qu'il en entreroit dans la coque entière.

9°. Si l'on avoit des écailles d'huîtres, il feroit bon d'en mettre une moitié, après l'avoir calcinée & pulvé-

---

* Il faut que toutes ces plantes ſoient vertes, & que la racine de roſier ſoit bien lavée, avant de la dépouiller de ſon écorce, qui eſt la ſeule qu'on emploie, & qui eſt d'une couleur rougeâtre.

* * Il paroît que l'auteur entend par *ſel marin*, le ſel de gabelle, & par le *ſel commun*, le ſel de la fontaine de Salies.

riſée : cependant on peut s'en paſſer, cette poudre, quoiqu'utile, n'étant pas néceſſaire pour l'efficacité du remède.

La doſe eſt la bouteille ci-deſſus, en huit ou neuf matinées, à doſes égales, pour une perſonne de vingt ans & au-deſſus. Pour les enfans à la mammelle, une cuillerée ſuffit chaque matin, pendant neuf jours. On augmente ſuivant l'âge, obſervant toujours d'en continuer l'uſage pendant le même temps.

Pour les animaux, on double, on triple, on quadruple même la doſe, s'il le faut, ſelon leur grandeur, en augmentant proportionnellement la quantité des ingrédiens décrits ci-deſſus.

Il faut être à jeun pour prendre ce remède, & ne manger ni boire que deux heures après. Il faut le prendre dans ſon lit, reſter couvert, au moins pendant deux heures, & favoriſer la tranſpiration, ſi elle ſurvient.

Si ce remède devoit être pris par des ouvriers, pour les empêcher de perdre leur journée, on le leur donneroit quatre heures avant le jour, pourvu que la digeſtion de leur ſouper fût faite. Il ne faut aucun préparatif avant & pendant l'uſage de ce remède ; mais lorſqu'on en uſe, il faut ſe priver des fruits & de tout aliment ſalé.

Au bout de neuf à dix jours, on peut manger indifféremment de tout, ſi quelqu'autre raiſon ne s'y oppoſe.

Obſervations.

1°. Si la morſure a produit une plaie, il faut la faire ſaigner & la frotter fortement avec de l'eau & du ſel.

2°. Comme dans le moment de la morſure l'infuſion ne pourroit être faite, & qu'il pourroit arriver que la plaie ne ſaignât point, il faut, lorſque l'infuſion ſera faite, piquer la plaie avec un poinçon ou une lancette, la faire ſaigner, & appliquer deſſus un peu de marc de l'infuſion, après l'avoir frotté avec de l'eau & du ſel.

3°. L'haleine de l'animal enragé eſt auſſi dangereuſe

que la morſure : on doit donc dans ce cas prendre également le remède.

4°. Si l'on avoit tardé cinq ou ſix jours à le compoſer depuis la morſure, ou depuis qu'on auroit reçu l'haleine de l'animal, on le compoſeroit ſur le champ, & dès le lendemain on en feroit prendre une doſe, après avoir bien remué la bouteille, & paſſé enſuite à travers un linge.

5°. On ſe ſert d'un cor, ou d'un entonnoir pour le faire prendre aux animaux, obſervant de n'en pas perdre, de le leur donner à jeun, & de ne leur faire rien prendre que deux heures après.

L'efficacité de ce remède eſt atteſtée par M. Caſtenau, curé de Baigts en Béarn, par les curés & jurats de la Paroiſſe de Lanneplaa ; par M. de Louſtau, chevalier de S. Louis ; par les curés & jurats des paroiſſes de S. Martin de Bonnut, d'Oſſages, de Biron, de Ramous & Puyor, de Sainte Suzanne, de Caſtetarbe ; par les curé, maire & échevins du lieu de Gurs ; par les curé, maire, lieutenant de maire & aſſeſſeur de Monteſtrucq ; par les curé & jurats d'Ozeux ; par les jurats royaux de la paroiſſe de Baigts ; par les jurats de la paroiſſe de S. Girons ; par les curés & officiers de la communauté de Béreux ; par les officiers municipaux de la ville d'Orthès, & par les maire & jurats de Sellies. Toutes ces atteſtations ſont étayées de guériſons authentiques.

D. Manière de préparer le remède conſeillé par M. DUHAMEL DU MONCEAU, *dont il eſt parlé pag.* 27.

PRENEZ de rhue, d'abſynthe, de ſauge, de chaque une petite poignée ; le double de marguerites ſauvages, une groſſe gouſſe d'ail, ou deux petites : hachez le tout bien menu, pilez-le dans un mortier, avec le double de ce qu'il faut de ſel pour ſaler un bouillon, verſez deſſus un bon verre de vin blanc. Si le cas eſt preſſant, exprimez-le pour en faire boire au malade; ſi on a le temps, on laiſſe infuſer du ſoir au matin. Paſſez le tout à travers un linge, & faites boire un verre de cette liqueur au malade, le matin à jeun. Il faut qu'il faſſe de l'exercice, ou qu'il ſe tienne chaudement dans le lit, pour faciliter la tranſpiration, que ce remède a coutume de procurer. Deux heures après on peut prendre un bouillon, puis vivre à l'ordi aire. Quand la morſure eſt aux extrêmités & qu'elle n'eſt pas conſidérable, il ſuffit de prendre ce remède trois ou quatre jours; mais ſi elle eſt conſidérable, ou ſi elle eſt à la tête, il faut en prendre tous les matins pendant neuf à dix jours au moins. Pour ce qui eſt des chiens mordus, on leur donne le remède à moindre doſe qu'aux hommes, & on les enferme dans un lieu propre. Ordinairement ils ont des tranchées, & quelquefois ils vomiſſent : quand cela arrive, il faut leur en faire avaler de nouveau une petite doſe; deux heures après, on fera bien de leur donner à boire du lait, & on répétera plus ou moins ce remède, ſuivant la grandeur de la plaie.

M. Duhamel obſerve que lorſqu'on a été mordu d'un animal attaqué de la rage, il faut faire ſaigner la plaie le plus qu'il eſt poſſible ; & pour cela il faut la ſcarifier, appliquer deſſus une ventouſe, ou ſucer le ſang avec une ſeringue à injection, dont le tube ſe termine par un évaſement, comme l'embouchure d'une trompe (en appliquant le pavillon ſur la morſure & en tirant le piſton, on aſpirera le ſang) : enſuite on appliquera ſur la plaie de l'ail, de la rhue & du ſel qui auront été pilés dans un mortier, & qu'on arroſera d'un peu de vin blanc. Il faut empêcher la plaie de ſe cicatriſer promptement.

La confiance de M. Duhamel pour ce remède, eſt prouvée par deux obſervations concluantes. *Journal de médecine*, tom. 37, mars 1772, page 227 & ſuivantes.

E. Uſage des SCARABÉS, *rapporté pag. 28.*

Il y a long-temps que les ſcarabés ſont connus pour la guériſon de la rage. Voici ce qu'on lit dans le *Theſaurus pharmaceuticus Galeno-chymicus* d'Arnold Weickard, imprimé à Francfort en 1626, *in-fol.* & depuis en 1670, *in-4°.*

Longâ experientiâ comprobatum eſt hoc : ℞. Scarabeos vulgares, abſciſſis eorum capitibus ſuffocantur in melle deſpumato ; relinquantur per aliquot ſeptimanas in ſole. De his ità conditis, numero iiij contundantur ; adde aquæ anagallidis, verbenæ ana ℥ iiij ; diſſolve & exprime per linteum. Colatum protinùs ab initio ad bibendum datur calidè.

On lit ce qui ſuit, tom. 2, pag. 703 de la traduction de la *Noſologie* de Sauvages ; *Paris*, 3 vol. *in-8°.* 1771. « En Hongrie, on conſeille de faire prendre un » ſcrupule de ſcarabé de mai, pour exciter l'hématurie, » que l'on dit être ſalutaire dans cette maladie (la rage) ». Le ſcarabé de mai eſt le *Meloë proſcarabæus* de Linnæus. *Et en note* : « Cet inſecte, connu ſous le nom d'*eſcar-* » *bot, ſcarabé onctueux, proſcarabé*, eſt le plus grand » de tous les eſcarbots : il eſt noir & molaſſe, gros » comme le doigt, & long d'un pouce, où d'un pouce » & demi. Il ſuinte de toutes les jointures de ſes jambes » une humeur graſſe qui n'a point de mauvaiſe odeur. » On la dit bonne, comme topique, pour les plaies : » elle entre dans les emplâtres contre les charbons peſ- » tilentiels. L'épithète d'*onctueux* a été donnée à cet in- » ſecte à cauſe de la matière graſſe dont il eſt toujours » enduit ».

L'année dernière (1777) S. M. le Roi de Pruſſe a fait l'acquiſition d'un remède contre la morſure des chiens enragés. Ce remède étoit poſſédé par un payſan de la Siléſie, auquel il avoit été donné par une famille noble, pour le débiter à ſon profit. Nous allons donner l'extrait du détail fait à ce ſujet dans la *Gazette littéraire de Berlin*, feuille DCCIV, du lundi 22 ſeptembre 1777.

« Dès que S. M le Roi de Pruſſe eut appris, d'après » le rapport de perſonnes dignes de la plus grande con- » fiance, que ce remède, qui avoit été employé très- » ſouvent en Siléſie, n'avoit jamais manqué de produire » ſon effet, lorſque les perſonnes mordues en avoient » fait uſage ſuivant la méthode preſcrite ; Elle ordonna » à ſon collège de médecine d'envoyer quelqu'un ſur » les lieux, pour prendre connoiſſance des faits, & lui » rendre compte de la nature & du réſultat des recher- » ches qui auroient été faites. Les preuves qu'on a eues » à ce ſujet ayant été jugées ſuffiſantes, S. M. récom- » penſa le poſſeſſeur du remède, afin qu'il en donnât con- » noiſſance à un de ſes chirurgiens-penſionnaires, en- » voyé par le collège ſupérieur de médecine. Non con- » tent du détail que lui fit le payſan, le chirurgien- » penſionnaire ſe tranſporta avec lui dans la campagne, » pour s'aſſurer poſitivement de la nature du ver qui » fait la principale partie de ce remède. On le nomme » en Pruſſe *May Wurm* (ver de mai).

» L'inſecte que l'on appelle en Pruſſe *Ver de mai*, eſt » le même que Linné range dans la claſſe des *coléop-* » *tères* ſous le nom de *meloë*. Il y a deux ſortes d'inſectes » appellés vers de mai : la première eſpèce eſt appellée » *meloë proſcarabæus* par Linné ; la ſeconde eſpèce eſt » le *meloë maïalis* du même auteur. La ſeconde eſpèce » diffère de la première en ce qu'elle eſt plus petite, » qu'en deſſous elle a des eſpèces d'anneaux rouges ſur » le corps, que l'odeur qui ſort de l'inſecte lorſqu'on » l'écraſe, & que la liqueur graiſſeuſe qui eſt à toutes » ſes jointures, n'eſt pas agréable ». Cet inſecte a été décrit par M. Geoffroy, tome premier, page 377 de ſon ouvrage ſur les inſectes : il le nomme en françois *proſ-*

carabé *. Il paroît dans notre pays dès les premiers jours d'avril, & quelquefois ſur la fin de mars, ſuivant que la faiſon eſt plus ou moins tempérée. Il eſt probable que la petite eſpèce n'eſt qu'une variété de la première. M. Mauduyt a trouvé ces deux variétés accouplées enſemble ; mais la petite eſt aſſez rare). « Ces animaux ſe tiennent com» munément auprès des guérets, des prairies, des terres » en repos, & ſur les côteaux expoſés au ſoleil. On » doit les ramaſſer dans le mois de mai par un temps ſec » & chaud, par exemple, avant les orages Comme la » matière onctueuſe dont nous avons parlé, qui eſt adhé» rente à toutes les jointures de cet inſecte, eſt non» ſeulement néceſſaire, mais encore d'une néceſſité ab» ſolue pour la confection du remède, il faut, pour » qu'elle ne ſe perde pas, prendre ces animaux avec une » petite pince, & non avec les doigts, auxquels cette » matière s'attacheroit, ayant le ſoin de ne pas les bleſ» ſer. On les met dans un pot de terre, ou dans un » vaſe de verre : de retour chez ſoi, on les tire du vaſe » avec la même précaution, & on leur coupe la tête » avec des ciſeaux au-deſſus d'un verre rempli de miel » pur : on jette la tête, & on met le corps dans le » miel : on couvre bien le verre, & on le met dans » un endroit tempéré. Si quelque temps après on s'ap» perçoit que le miel ſe deſsèche un peu trop, on en » met de frais par-deſſus l'ancien, & l'on remet encore » le verre dans un endroit tempéré. Après avoir ainſi » conſervé ces inſectes pendant deux ou trois ans, on » peut s'en ſervir avec ſuccès ſelon la méthode qui ſera » indiquée ci-après. Lorſque l'on coupe la tête de ces » inſectes au-deſſus du verre plein de miel, il faut non» ſeulement prendre bien garde de rien perdre de la » matière qui en découle, mais auſſi que cette matière

* Voyez la figure du Meloë, planche VII, fig. 4 de l'*Hiſtoire abrégée des inſectes*, tom. premier ; & le numéro XLV de la *Gazette de ſanté*, année 1777.

tombe

» tombe ſur le champ dans le miel, parce que c'eſt-là » l'objet principal du remède. La proportion à obſer» ver, lorſqu'on veut faire cette infuſion, eſt de pren» dre deux cens de ces inſectes noirs, ou cent ſoixante» quinze de ceux qui ſont comme dorés ; & cette quan» tité ſuffit pour une quarte de miel, meſure de Berlin.

Compoſition du remède.

» On prend 1°. vingt-quatre de ces inſectes qui ont » ainſi ſéjourné dans le miel, avec le miel qui les enve» loppe ; 2°. de la thériaque, deux onces ; 3°. de bois » d'ébène, deux gros ; 4°. de racine de ſerpentaire de » Virginie, un gros ; 5°. de limaille de plomb, un gros ; » 6°. d'excreſcence ſpongieuſe qui croît ſur le frêne, » vingt grains ; 7°. un peu de miel dans lequel les inſectes » ont ſéjourné. (Si l'on n'a point de thériaque, on y ſup» plée avec autant de miel de ſureau). Lorſqu'on a tiré » les inſectes du miel, on les met en tas ſur une aſſiette, » & on les broie le plus menu qu'il eſt poſſible : on ajoute » alors tous les ingrédiens ci-deſſus décrits, en commen» çant par la thériaque, puis les autres remèdes en pou» dre paſſée au tamis, & finiſſant par le miel dans lequel » les inſectes auront ſéjourné. On mêle enſuite exacte» ment le tout, obſervant que la maſſe ait la conſiſtance » d'un électuaire, & y ajoutant du miel dans lequel les » animaux auront ſéjourné, ſi elle étoit trop épaiſſe. On » met cette compoſition dans un vaiſſeau de verre, ou de » terre, bien bouché, & on le place dans un endroit » tempéré. Comme cette maſſe ſe moiſit facilement, & » qu'alors elle perd ſa vertu & ſon efficacité, il faut avoir » ſoin de n'en préparer qu'une petite quantité à la fois.

DOSES DE CE REMÈDE.

1°. Pour les perſonnes mordues, ſelon l'âge & le ſexe des malades.

	Garçons & hommes		*Filles & femmes.*	
	dragmes.	grains.	dragmes.	grains.
à 1 & 2 ans,		24		20
3, 4 & 5,		30		26
6 juſqu'à 10,		40		30
12, 15 & 20,	1			50
25,	1	30	1	15
30 juſqu'à 80	2		1	30

» Si un enfant à la mammelle vient à être mordu, il » faut que la nourrice faſſe uſage de ce remède dans la » proportion preſcrite ci-deſſus, ſuivant ſon âge.

2°. Pour les animaux mordus, ſelon leur groſſeur & leur eſpèce.

	encore jeunes.		*à demi-croiſſance.*		*ayant toute leur croiſſance*	
	dragm.	grains.	dragm.	grains.	dragm.	grains.
Chiens;	1	10	1	30	2	
Moutons, Chèvres;		50	1		1	50
Veaux, Cochons de lait & Poulains de quelques ſemaines;	1					
Cochons;			1	50	2	30
Chevaux, Bœufs & Vaches;	1		1	45	3	30
Volatils;				35	1	

» Lorſqu'une perſonne qui a été mordue par un chien » enragé, prend une portion de ce remède préparé de » la manière ſuſdite, il faut qu'elle s'interdiſe abſolu- » ment le manger pendant vingt-quatre heures, & la boiſ- » ſon pendant douze. Les douze heures révolues, ſi la » ſoif eſt forte, on peut faire prendre au malade une in- » fuſion théiforme de fleurs de ſureau, & à ſon défaut du » thé ordinaire. Pendant tout le temps de la cure, il faut » que le malade obſerve avec ſoin de ne pas s'expoſer à » l'air; mais au contraire il faut ſeconder & attendre la » tranſpiration dans une chambre tempérée. Il faut auſſi » que le malade paſſe les douze premières heures dans » le lit, où il ſera tenu chaudement; enſuite il pourra » reſter dans la chambre. Les vingt-quatre heures expi- » rées, il faut changer de chemiſe & en mettre une chaude. » On doit laver auſſi-tôt le linge ſale, comme chemiſes, » taies d'oreiller, draps de lit, &c. dont le malade s'eſt » ſervi, & les faire bien ſécher à l'air: il vaut encore » mieux brûler la chemiſe que le malade portoit pendant » ſa première tranſpiration. Si la cure ſe fait en hiver, il » faut que la chambre dans laquelle eſt le malade, ſoit » maintenue dans une chaleur égale & tempérée. Si la » morſure a fait plaie, il faut la laver avec du vinaigre de » vin ſeulement, ou avec du vinaigre de bierre, en y » mettant un peu de ſel. Au défaut de ces deux eſpèces » de vinaigre, on ſe ſert d'eau ſalée, enſuite on applique » ſur la plaie un emplâtre de baſilicum, ou du beurre frais » bien ſalé, & on l'enveloppe chaudement. Il faut auſſi » ſouvent étuver la plaie avec de l'huile de ſcorpions, ou » de l'huile des mêmes inſectes qui font le principal in- » grédient du remède. Cette huile eſt de l'huile ordi- » naire, dans laquelle on les a fait long-temps infuſer. Il » n'y a point d'inconvénient que la plaie reſte long- » temps ouverte: elle ſe nettoie & ſe purifie d'autant » mieux, & enſuite elle ſe referme d'elle-même. Enfin, » pendant tout le traitement, le malade doit faire atten- » tion à ne pas s'échauffer, ſoit par les tranſports de l'a- » mour, ſoit par les mouvemens trop violens de l'eſprit :

» il doit aussi se priver des boissons fortes & échauffantes, » telles que le vin, l'eau de-vie, la bière forte, &c.

» Si un, ou plusieurs animaux ont été mordus par un » chien enragé, il faut les mettre tous ensemble dans une » écurie à part, & qui n'ait aucune communication avec » les autres ; & ne plus leur laisser prendre l'air, dès qu'ils » ont fait usage de ce remède, jusqu'à ce que la cure, qui » dure souvent de vingt-quatre à quarante-huit heures, & » quelquefois encore davantage, soit entièrement finie. » Lorsqu'on fait ensuite sortir ces animaux de l'écurie, » & qu'on les fait passer dans une autre, il faut que celle » où ont été les animaux malades, soit bien nettoyée, sans » quoi cet endroit seroit également dangereux, & pour les » hommes, & pour les animaux. Il faut aussi, pendant les » premières vingt-quatre heures de la cure, ne rien donner » à manger aux animaux malades, ni à boire pendant les » douze premières. Si la morsure a fait plaie, il faut » observer dans le pansement des animaux tout ce qui » a été dit ci-dessus à l'égard du pansement des hommes » qui sont dans le même cas. On doit laver la plaie avec » la plus grande attention, & prendre bien garde qu'il » ne tombe dedans de la bave, ou salive de l'animal » mordu : car si cette salive séjournoit dans la plaie, elle » se mêleroit infailliblement avec le sang, & occasionne- » roit la rage par la suite. Il faut que chacune des per- » sonnes qui approchent d'un malade de cette espèce, » ou qui ont affaire avec lui, ainsi que celles qui sont » obligées d'être auprès des animaux mordus, & qui leur » font prendre ce remède, en fassent elles-mêmes usage, » & en prennent une dose, suivant la proportion pres- » crite dans la table ; car il peut arriver facilement que » l'haleine, ou la salive de la personne mordue, aussi bien » que de l'animal, reproduisent également cette maladie ; » & il y auroit les suites les plus affreuses à craindre pour » les personnes, qui ayant approchés de tels malades, » auroient négligé de faire usage du même remède. Il est » également nécessaire d'observer que lorsque la mor- » sure n'a point fait de plaie, mais seulement une con-

» tuſion, ſoit aux hommes, ſoit aux animaux, on peut » ſimplement, ainſi qu'il a été dit plus haut, y appliquer » l'emplâtre ſuſdit, & envelopper chaudement la partie » malade ; ou, ſi la contuſion fait beaucoup de mal, » on peut y appliquer pendant la nuit un emplâtre de » cantarides ; & s'il ſe forme une veſſie, il faut l'ouvrir » & panſer comme ci-deſſus ».

On trouve auſſi la deſcription de l'inſecte qui fait la principale baſe du remède acheté par le roi de Pruſſe, dans la ſuite de la *Matière médicale* de M. Geoffroy, ſous le nom de *proſcarabé, d'eſcarbot* ou de *ſcarabé onctueux.*

Suivant Glauber, la liqueur onctueuſe, âcre & odorante que cet inſecte répand quand on le manie, guérit les maladies chroniques, & préſerve de la néphrétique & de la goutte : elle excite le plus ſouvent une ſécrétion abondante d'urine ; elle agit auſſi quelquefois par le vomiſſement & les ſelles. Sa nature approche beaucoup de la cauſticité & de l'acrimonie des cantharides, & on ne doit l'ordonner que par gouttes en commençant. Quant à l'inſecte même, après l'avoir fait mourir à la vapeur du vinaigre chaud, on le réduit en poudre, comme les autres eſcarbots, & l'on s'en ſert pour les mêmes uſages.

Wierus recommande cette poudre contre la morſure des chiens enragés, & dans la goutte vague & irrégulière. Le docteur Roëſler rapporte que deux enfans ayant été mordus d'un chien enragé, furent guéris après avoir pris deux eſcarbots dont on avoit ôté la tête *. Il eſt vrai que ces enfans en furent fort incommodés ; ils piſſèrent le ſang, mais ils guérirent ; & ſi cette guériſon prouve d'un côté l'efficacité du remède, elle fait voir de l'autre combien il eſt actif, & avec quelles précautions il faut l'adminiſtrer. On regarde la liqueur onctueuſe comme un bon topique pour les plaies : elle entre dans les emplâtres contre les bubons & les charbons peſtilentiels :

* *Ephémérides d'Allemagne*, déc. 1, ann. 3, pag. 302.

on la mêle aussi avec quelques antidotes. L'huile par infusion passe pour être très-bonne contre la piqure du scorpion.

Cette même observation du docteur Christophe Roësler, premier médecin de Jean Christian, prince de Bregentz, est rapportée dans le tome 3 de la *Collection académique*, pag. 201, avec la note suivante :

« Madame de Strange donna deux vers de mai (espèce d'escarbot) dont elle avoit séparé la tête, à deux enfans qui avoient été mordus par un chien enragé. Ils se trouvèrent d'abord si mal de ce remède, qu'on les crut prêts à expirer; mais après un pissement de sang qui leur survint, ils furent parfaitement rétablis dans l'espace de quelques heures. Madame de Donnigue, sa fille, donna ce remède à une servante qui avoit aussi été mordue par deux chiens, & avoit reçu plusieurs blessures ; elle s'en trouva aussi très-bien ».

Au rapport de Sennert, *Prax. med. lib.* 2, ce remède est en usage parmi les gens de la campagne, qui emploient indifféremment pour la rage les scarabés & les cantharides ; & cet auteur prétend que, selon Avicenne il faut en ce cas exciter la sécrétion de l'urine jusqu'au pissement de sang. Avicenne en effet (liv. 4, fen. 6) recommande, pour la rage, des trochisques où entrent les cantharides ; & il ajoute que quand le malade aura pissé le sang, il sera guéri de l'hydrophobie.

Le docteur Erhmann regarde les hannetons comme le spécifique de la rage. Il tenoit ce secret d'une dame noble, qui avoit éprouvé très-souvent l'efficacité de ce remède sur plusieurs malheureux, auxquels elle le donnoit charitablement. Voici la recette qu'il prescrit, *Ephémérides d'Allemagne*, vol. 6, ann. 1742, observ. 92, pag. 325.

« Prenez cinq hannetons pour un adulte, & trois pour un enfant ; étouffez-les dans du miel, ôtez-leur ensuite la tête, & pilez le reste pour le faire prendre au malade dans une cuillerée de miel, le matin à jeun, pendant ſept jours de ſuite, en donnant la première doſe ſur le champ après la morſure. Voyez *Gazette littér. de Berlin*, feuille DCCV, du lundi 29 ſeptembre 1777 ».

Suivant une lettre du ſecrétaire du Roi de Pruſſe, adreſſée à M. d'Alembert, un homme mordu par un chat enragé a été guéri, en prenant le remède dont on a parlé.

Cet illuſtre académicien a bien voulu écrire à Sa Majeſté Pruſſienne, pour avoir quelques informations au ſujet de ce nouveau remède; & il a remis à MM. Geoffroy & Mauduyt un bocal qui contenoit les proſcarabés, ou vers de mai, confits dans le miel. Ces deux habiles naturaliſtes ont reconnu que les vers de mai étoient nos proſcarabés, qui paroiſſent en France dès le commencement d'avril.

F. Compoſition & uſage de la Poudre de Tunquin, *cités pag.* 29.

La poudre de Tunquin eſt faite avec ſeize grains de muſc, vingt grains de cinnabre artificiel, & autant de cinnabre naturel. On mêle le tout enſemble, & on le fait prendre, ſoit dans un verre d'eau-de-vie de riz, ſoit en forme d'opiat, incorporé avec du miel, ou un ſirop quelconque. On prétend qu'au bout de deux ou trois heures, le malade éprouve un ſommeil tranquille & une tranſpiration abondante. On répète le remède s'il ne réuſſit pas la première fois. Voyez *Tranſact. philoſoph.* nº 474, vol. 43, pag. 226; Van-Swieten; Philip. Frid. Gmelin, *Diſſertat. de antidoto novo adverſus affectus morsûs rabidi canis*, Tubing. 1750. Chiſtoph. Nugent, &c.

Le bol recommandé par M. le docteur Hillary, eſt peu différent du remède de Tunquin. Voici comment ce médecin s'explique ſur la rage, dans ſon *Traité des maladies qui arrivent aux habitans des îles américaines*.

« L'hydrophobie, maladie ainſi nommée à cauſe du ſymptôme inſéparable qui l'accompagne, ſavoir l'horreur de l'eau & de toutes les matières liquides, doit presque toujours son origine, ou à la morsure d'un animal enragé, ou à sa salive reçue dans le sang. A l'ouverture du cadavre de ceux qui meurent de cette maladie, on trouve ordinairement les muscles qui servent à la déglutition enflammés; l'estomac contient une matière visqueuse, qui ressemble à de la colle forte; la vésicule du fiel est remplie d'une bile noire; le péricarde est desséché, les poumons, ainsi que le cœur, sont surchargés d'une grande quantité de sang presque sec; les artères sont pleines & les veines presque vuides; le peu de sang qu'elles contiennent, ne se coagule pas; les muscles, les viscères & la moëlle alongée sont plus desséchés que de coutume.

Dans la guérison de cette maladie, on doit, s'il est possible, emporter la partie blessée, sinon on appliquera des ventouses; on cautérisera la plaie avec un bouton de fer rougi au feu, on la lavera tous les jours avec l'eau salée & le vinaigre; on appliquera des escarrhotiques, pour empêcher la trop prompte guérison, & à l'heure du sommeil on donnera le bol suivant.

℞ *Moschi orientalis gr.* 16; *cinn. nat. lævig.* ʒß; *pillul. sapon. gr.* 8; *camphoræ gr.* 6; *balf. peruv. q. s. misce s. a. f. Bolus.* La tisane sera une infusion de racines de valériane sauvage, ou d'écorce de sassafras. Le jour suivant, on doit administrer un purgatif antiphlogistique, baigner le malade, soit dans la mer, soit dans un bain froid, & le faire rester quelque temps sous l'eau. On répétera les bains & le bol pendant cinq à six jours, & trois fois à la pleine & à la nouvelle lune, parce que les symptômes s'annoncent ordinairement en ce temps. Il y a tout lieu de croire que cette méthode prophylactique est la plus sûre; parce que de dix malades mordus par un chien enragé, sept, traités de cette manière ont été parfaitement guéris, tandis que les trois autres qu'on avoit négligés, sont morts hydrophobes, l'un au bout d'un mois, & les deux autres au bout de trois.

Lorsque les symptômes de la rage commencent à paroître, il faut recourir aux saignées répétées, à l'opium

& au muſc, pour arrêter les ſpaſmes convulſifs qui affectent les muſcles qui ſervent à la déglutition : il faut auſſi employer les bains froids & les ſudorifiques ».

M. le docteur Hillary a fait ſaigner *ad deliquium animi* une femme qui eut tous les ſymptômes d'une hydrophobie complète pendant trente heures : il la fit auſſi plonger trois fois dans un bain d'eau froide, & chaque fois on la tint ſubmergée pendant quelque temps ; enſuite il fit donner le bol ſuivant. ℞ *Theriac. Androm.* ℥ß ; *pillul. ſapon. ſalis ſuccini volat. anna* ℈ß ; *camphoræ gr.* 8 ; *olei menthæ gutt. un. ſirupi è meconio ſ. q. f. Bolus.* Trois heures après, cette femme prit une infuſion de valériane & d'écorce de ſaſſafras nitrée : le bol fut répété trois fois dans l'eſpace de deux jours, & l'infuſion de trois en trois heures. Le troiſième jour, on lui adminiſtra une purgation antiphlogiſtique, & le bol le ſoir de la purgation ; cette femme fut parfaitement guérie.

Additions aux Recherches ſur la rage.

On trouve l'obſervation ſuivante dans les *Recherches de médecine*, faites par une ſociété de médecins de Londres, 1776, *in*-8°. *pag.* 195 *& ſuiv.* Cette obſervation, qui eſt la 19e, eſt de M. Fothergill, docteur en médecine, membre de la ſociété royale de Londres & de celle de médecine de Paris.

Charles Bellamy, âgé de 40 ans, fut mordu à la jambe par un chat, le 14 février 1774 : l'animal a été tué ſur le champ ; mais auparavant il avoit auſſi mordu à la jambe la ſervante de cet homme. Tous deux prirent le remède d'un charlatan : ce remède avoit beaucoup de réputation pour préſerver de la rage. Le 7 juin le maître commença à ſe plaindre d'une douleur qu'il reſſentoit au genou droit ; le 16 du même mois, il eut recours à M. Fothergill.

Ce médecin trouva le malade tranquille, mais il avoit le viſage pâle : il éprouvoit de la difficulté à avaler, lorſqu'il vouloit boire ; il avoit été agité pendant toute la nuit ſans pouvoir dormir, & avoit eu des ſueurs continuelles ; il étoit tourmenté d'une ſoif ardente, & lorſqu'il buvoit ſon thé, il reſſentoit de l'angoiſſe, & n'avaloit qu'avec beaucoup de peine. M. Fothergill lui conſeilla de tremper quelques morceaux de pain dans la liqueur qui lui ſeroit la plus agréable & de l'avaler ; ce qu'il fit avec moins de difficulté. Par ce moyen il appaiſoit ſa ſoif, & il ne prit pas d'autre aliment juſqu'à la fin de ſes jours.

Son pouls frappoit 30 pulſations pendant une minute, il étoit dur ; la peau étoit très ardente & la langue sèche ; le malade urinoit peu, il ſe plaignoit de contraction au ſcrotum ; les urines étoient ſuivies d'un flux de ſemence ; le ventre étoit libre au commencement de la maladie.

Charles Bellamy n'avertit pas M. Fothergill de la morſure que le chat lui avoit faite le 14 février : il avoit oublié cet accident, la plaie n'ayant pas tardé à ſe fermer.

Le médecin fit tirer ſix onces de ſang du bras, & ordonna un bol fait avec un ſcrupule de cinnabre naturel & demi-ſcrupule de muſc, pour prendre de quatre en quatre heures.

Le ſoir les ſymptômes étoient les mêmes ; le malade avoit de plus une grande difficulté de cracher, & beaucoup de peine à arracher la ſalive épaiſſe attachée à ſa gorge. Le pouls étoit prompt, dur, inégal ; la contraction du ſcrotum continuoit, ainſi que le flux involontaire de ſemence après l'émiſſion des urines, quoiqu'elles fuſſent peu abondantes : le ſang que l'on avoit tiré, n'avoit aucun ſigne d'inflammation ; le ſerum étoit très jaune.

M. Fothergill ordonna des lavemens répétés, & des bains d'eau tiède. Il enjoignit de faire reſter le malade dans le bain le plus de temps qu'il ſeroit poſſible. Les lavemens étoient compoſés d'eau & de lait. On devoit ajouter un gros de poudre de Doow dans le troiſième ou quatrième lavement *. Au ſortir du bain, le malade devoit ſe frotter

---

* Compoſition de la Poudre de Doow, d'après la *Pharmacopée d'Edimbourg*, édit. de 1774, *in-8°*.

℞ *Tartari vitriolati* ℥ IV ß.
Opii.
Rad. Ipekakuanhæ trit. } *ana.* ℥ ß.
Miſceantur & terantur. Fiat Pulvis accuratè.

lui même les jambes & les cuiſſes avec deux gros d'onguent mercuriel. On lui recommanda auſſi d'avaler ce qu'il pourroit de nourriture humectée.

Le 17 juin, les lavemens avoient produit leur effet. Tant que le malade avoit été dans le bain, il n'avoit ſenti aucun mal. On avoit continué les lavemens & les frictions, mais il y avoit peu de ſoulagement, & le malade étoit dans un état plus fâcheux hors du bain. Il n'avoit pas eu de ſommeil; l'agitation étoit continuelle, quoique ſans délire, ſon viſage étoit égaré, & annonçoit ſon miſérable état. Il commençoit à ſaliver; la ſalive étoit moins viſqueuſe; la langue étoit humide, mais pâteuſe; le pouls étoit plus irrégulier: il n'y avoit plus de rétraction du ſcrotum, plus d'émiſſion de ſemence; la difficulté d'avaler perſiſtoit, & le malade ne pouvoit ſommeiller.

On ordonna 1°. la ſaignée du bras, le malade étant debout ſur les pieds: 2°. le bain, & au ſortir du bain, le lavement avec un gros de poudre de Dover: 3°. les frictions avec une demi-once d'onguent mercuriel (ces frictions devoient être faites par le malade): 4°. un ſcrupule d'extrait d'opium, partagé en vingt pilules: le malade devoit en prendre trois au ſortir du bain, & deux d'heure en heure, juſqu'à ce qu'il pût dormir: mais il refuſa de prendre les pilules, commença à délirer, ſans inſulter les aſſiſtans, ni chercher à leur faire du mal; les forces diminuèrent, & pendant la nuit il mourut d'une manière tranquille.

Le chat enragé avoit mordu la ſervante avant le maître. La morſure faite au maître avoit été guérie promptement, & il n'en avoit eu aucun ſoin. Il n'en fut pas de même de cette fille. Sa jambe enfla, elle ſe mit dans les mains d'un chirurgien. La plaie ne put guérir, alors elle entra dans un hôpital de la ville, la plaie continua de couler juſqu'au mois d'août qu'elle ſe cicatriſa. Cette fille eſt depuis ce temps en bonne ſanté.

D'où il ſuit, dit M. Fothergill, que les indications qu'il y a remplir après la morſure d'un animal enragé, ſont 1°. de laver la plaie pour en ôter le virus: 2°. de l'agrandir par le moyen du cautère actuel, ou par le fer : 3°. de la conſerver ouverte par tous les moyens poſſibles & pendant long-temps : 4°. de donner tous les remèdes anti-ſpaſmodiques ci-deſſus décrits, pour diminuer les ſpaſmes affreux qui accompagnent cette cruelle maladie.

Remède pour la rage, envoyé à la Société royale de médecine par M. Le Provoſt, Lieutenant de la Louveterie du Roi des Généralités de Caën & d'Alençon.

PRENEZ de ſel gris, la quantité qu'il peut en tenir dans l'écaille d'une groſſe noix ; de rhue, une poignée ; de paquerette avec les racines, une forte poignée ; d'écaille d'huîtres calcinée, plein la moitié d'un œuf, ou environ ; de la ſeconde écorce de racine d'églantier, gros comme une noix.

Pilez le tout, & faites-en neuf bols ; on en prendra un tous les matins à jeun, après l'avoir fait tremper dans un verre de vin blanc, ou de poiré : on paſſe le tout dans un linge avant de le boire. On reſte ſans rien prendre pendant deux heures. Il faut éviter les légumes, les fruits, le laitage pendant le traitement, & ſe promener pendant une heure ou deux après avoir pris ce breuvage. On applique ſur la plaie, après l'avoir grattée juſqu'à la faire ſaigner, la moitié d'une gouſſe d'ail avec du marc du remède décrit ci-deſſus, & on continue pendant neuf jours.

On ajoute que ce remède ſe donne à la même doſe à une perſonne qui auroit eu trois accès, & qu'il faut ſaigner au ſecond.

M. le Provoſt tient ce ſecret du ſieur François Briquet, de la paroiſſe de Pointel, élection de Falaiſe, généralité d'Alençon, qui a conſenti à ce qu'il fût publié ; & dix perſonnes atteſtent avoir été guéries par ce remède.

Autre remède pour la rage, envoyé à la Société par M. Gautronneau, Docteur-Médecin de Montpellier, ancien Médecin du Roi à Vézins près Chollet en Anjou.

Ce remède conſiſte à faire prendre un gros de ſel de ſeignette, & autant de criſtal minéral dans un verre d'eau; & ſi le malade a horreur de l'eau, on lui donne un lavement dans lequel on fait fondre trois gros de chacun de ces ſels. On continue ainſi pendant trois jours, ayant ſoin de ne manger qu'une heure après. M. Gautronneau défend le laitage, & ordonne l'exercice après avoir pris ce médicament. Il aſſure qu'il l'a fait prendre avec ſuccès à une perſonne qui avoit déja eu deux accès de rage, il doubla la doſe, & la réitéra chaque jour. Il ajoute que trois cens perſonnes doivent la vie à ce remède ſimple.

Remède pour la morſure du chien enragé, communiqué à la Société par M. le Comte de Périgord.

Prenez de feuilles de rhue ſéparées de leurs tiges, & pilées, ſix onces; d'ail, de thériaque de Veniſe, ou de mithridate, & de rapures d'étain, de chaque quatre onces: faites bouillir le tout à un feu lent dans deux quartes (à peu près deux pintes de Paris) de forte bière, juſqu'à ce qu'il y ait une pinte (chopine de Paris), conſumée par l'ébullition.

Tenez cette décoction dans une bouteille bien bouchée, & donnez-en neuf cuillerées pour un homme ou une femme, à jeun, ſept matins de ſuite. Le nombre de cuillerées qui peut être donné à un enfant, doit être proportionné à ſon âge & à ſa force. On en donne ſix cuillerées pour un chien.

L'usage de ce remède doit être commencé avant qu'il se soit écoulé neuf jours depuis la morsure. Une partie des ingrédiens qui restent de la décoction, après qu'elle a été coulée, doit être apliquée sur la partie mordue.

N. B. Cette recette est tirée des registres de la paroisse de Gotthrop, dans le comté de Lincoln. Tous les habitans de ce lieu ayant été mordus par des chiens enragés, ceux qui prirent ce remède guérirent, les autres moururent de la rage.

Recette pour la rage, par M. de Rabodange.

PRENEZ une poignée, de rhue, de trefle, de marguerite champêtre ou paquerette, de petite joubarbe ou trique-madame, de passerage, de petite sauge, une tête d'ail, cinq clous de gérofle, une poignée de sel commun. Pilez le tout, & mettez-le dans une pinte de vin blanc.

On commence par frotter la blessure avec du sel gris & du verd de poireau jusqu'à ce qu'elle saigne, & on applique par dessus le marc du breuvage.

On fait prendre au blessé pendant neuf jours & à jeun, un grand verre de la liqueur susdite, à laquelle on joint l'écaille d'huître calcinée & en poudre, si l'on veut traiter des chiens ou autres animaux mordus.

Autre recette envoyée à M. Lenoir, Conseiller d'Etat, Lieutenant-Général de Police, Membre de la Société Royale de Médecine.

PRENEZ neuf têtes d'ail bien fournies, deux poignées de rhue, ajoutez-y une quantité suffisante de marguerites ou paquerettes, pour tirer du tout trois demi-septiers de suc. Pilez toutes ces plantes, exprimez-en le suc, ajoutez une poignée de sel, & deux cuillerées de poudre de racine de fragon ou houx frèlon, bien séchée, & passée au tamis. On donne en neuf jours les trois demi-septiers de suc. On diminue de moitié la dose de la racine de fragon pour les enfans ; on recommande d'appliquer ſur la plaie le marc des plantes dont on a tiré le ſuc, de la panſer ainſi pendant neuf jours, & de l'entretenir ouverte pendant ce temps.

Autre remède communiqué par M. Saillant, *Docteur Régent de la Faculté de Médecine de Paris, & Aſſocié ordinaire de la Société Royale de Médecine.*

On commence par racler les plaies avec un inſtrument de fer, ou un couteau dont on ne ſe ſerve pas pour manger, puis on la lave & on l'étuve avec du vin & de l'eau un peu tiède, dans leſquels on a fait diſſoudre une forte pincée de ſel; prenez enſuite de rhue, de ſauge, de marguerites ſauvages, ou paquerettes, de feuilles & fleurs une pincée de chaque ou davantage, à proportion du nombre des plaies, ou de leur grandeur. On peut prendre une plus grande quantité de marguerites que des autres plantes. Ajoutez à ces plantes cinq à ſix gouſſes d'ail de la groſſeur d'une noiſette, & une pincée de gros ſel. Pilez le tout dans un mortier, prenez une partie de ce marc, & faites-en une eſpèce de cataplaſme que l'on appliquera ſur les plaies, obſervant ſi elles étoient profondes de les arroſer du ſuc contenu dans le marc. Verſez enſuite ſur le reſtant du marc un demi-verre de vin blanc, & à ſon défaut de vin clairet, mêlez le tout dans un mortier avec un pilon, paſſez à travers un linge, exprimez-en le jus, & faites-le boire au malade à jeun ; il peut enſuite ſe rincer la bouche avec de l'eau & du vin, pour ôter le mauvais goût de ce breuvage.

On continue ce traitement pendant neuf jours.

On emploie le même remède pour les bêtes, en proportionnant les doſes à leurs forces & à leur âge, & en délayant le marc dans du lait au lieu de vin.

Ce remède a été donné à M. Saillant par le nommé Raget, payſan de Montmagny près Saint-Denis. Cet homme très-pauvre & chargé de famille, n'a fait aucune difficulté de communiquer cette recette à M. Saillant, lorſqu'il a ſu que le gouvernement s'occupoit de la recherche des différens moyens vantés pour guérir la rage. Il paroît, ajoute M. Saillant, que ce remède eſt le même que celui d'un homme qui demeure à Viroflée, & qui prétend préſerver de la rage; du moins, une perſonne qui a été traitée ſucceſſivement par le payſan de Montmagny, & par l'homme de Viroflée, aſſure que ces deux remèdes ne diffèrent en rien.

Pluſieurs obſervations ſont favorables à ce remède, & peuvent le faire mettre au nombre des préſervatifs de la rage.

Extrait de la lettre de M. Beudon.

Le 11 octobre 1778, M. Beudon, maître en chirurgie au grand Andelys, a adreſſé les faits ſuivans à la Société royale.

Le 5 juin 1777, j'allai voir un malade à quelques lieues de notre ville, tous les gens de la maiſon étoient dans l'alarme; j'appris qu'un chien de la baſſe-cour qui étoit fort & vigoureux, avoit été mordu quelque-temps auparavant par un chien enragé; qu'on avoit crû ce chien préſervé de la rage, parce qu'on avoit eu le ſoin de le faire flâtrer, & de lui faire manger une omelette préparée avec l'écaille d'huître, mais le jour même de mon arrivée ce chien entra tout à-coup dans un accès de rage, ſe jetta ſur une truie qui devoit mettre bas trois ſemaines après, la maltraita beaucoup, lui fit une plaie conſidérable à la cuiſſe, puis attaqua un petit chien qui étoit dans la même maiſon, le bleſſa au col, & lui déchira la moitié d'une oreille. Ce chien ſe ſauva enſuite ſans qu'on pût le rejoindre. Le maître de la maiſon ordonna de tuer le petit chien & la truie, mais je le priai

de

de les faire enfermer pour faire ſur eux quelques épreuves, ce qui me fut accordé à condition que perſonne ne m'aideroit dans mon traitement.

Je fis enfermer la truie dans une étable, & je perçai un trou au plancher pour pouvoir l'examiner tous les jours. Je lui fis donner à manger au moyen d'une auge de pierre qui répondoit dans la cour & dans l'étable. Pendant cinq jours l'animal mangea à peu près comme à ſon ordinaire, mais le ſixième il étoit debout la tête baiſſée ſur la nourriture, il fut dans cette attitude ſans rien prendre pendant trois jours, le dixième il eut un accès de fureur terrible, ſes yeux étoient étincellans, il avoit de l'écume à la gueule, erroit çà & là dans l'étable, & ſe jettoit de temps en temps ſur un morceau de bois. L'accès dura pendant ſept heures. Enſuite l'animal devint calme & ſe coucha. Ce fut l'inſtant que je ſaiſis pour employer mon remède. Je fis deſcendre dans l'étable au moyen du trou que j'avois pratiqué, une chaudière dans laquelle j'avois fait chauffer quatre pots de fort vinaigre, je fis enſuite boucher tous les trous de l'étable pour empêcher toute communication de l'air extérieur. Je fis reſter un domeſtique à la porte de l'étable pour écouter ſi l'animal ne feroit aucun mouvement. Au bout d'une heure il vint m'annoncer qu'il croyoit l'entendre boire; j'y allai & je vis effectivement qu'il étoit debout, & qu'il buvoit avec une avidité étonnant le vinaigre qui étoit dans la chaudière. Je fis mettre dans ſon auge du ſon humecté de vinaigre, le lendemain on ne trouva plus rien dans l'auge, on continua de lui humecter ſon manger avec le vinaigre, & on lui donna une boiſſon faite avec parties égales d'eau & de vinaigre & un peu de farine d'orge, ce qui fut pratiqué juſqu'à ce qu'il eût mis bas ſes petits. Alors je lui fis donner pendant les premiers jours, de la farine d'orge humectée avec parties égales d'eau & de vinaigre, le tout édulcoré d'un peu de miel. Je fis garder la mère & les petits ainſi enfermés pendant un mois, & voyant qu'il n'étoit point ſurvenu d'accès à la mère, & que les petits paroiſſoient ſe bien porter, je les fis ſortir dans un clos où ils étoient ſeuls, je ceſſai auſſi tout traitement, on leur donna la même nourriture qu'aux autres porcs, la mère a élevé ſes petits, qui ont été vendus dans le temps, & qui juſqu'à lors n'avoient jamais eu d'accès.

Le petit chien qui avoit été mordu & qui avoit, comme je l'ai dit, une plaie au col & une à l'oreille, fut attaché dans un cabinet, je panſai les plaies avec du vinaigre dans lequel j'avois fait fondre du ſel, je continuai les panſemens de la même manière juſqu'à parfaite guériſon; tous les jours il fut expoſé à la vapeur du vinaigre mis dans une chaudière & enfermée avec lui dans le cabinet; ſa nourriture étoit de la ſoupe faite avec du beurre, du pain, & parties égales d'eau & de vinaigre. Je lui faiſois avaler du vinaigre pour boiſſon. Le traitement fut ainſi continué pendant un mois, & ce chien n'eût aucun accès.

Le chien qui avoit cauſé tout ce déſaſtre & après lequel on avoit couru lors de ſon accès, ſans avoir pu le rejoindre, revint à ſa loge deux jours après: je priai le domeſtique de la maiſon qui avoit coutume de lui porter à manger, de l'attacher à la chaîne, j'eus peine à l'y faire conſentir, cependant en l'intéreſſant & en lui promettant de l'accompagner, il ſe rendit à mes inſtances. Lorſqu'il fut attaché je fis clore ſa loge pour empêcher d'autres animaux de l'approcher, je lui fis donner de la ſoupe & de l'eau, il en mangea peu pendant quatre jours, & fut enſuite 48 heures ſans manger, alors il étoit tantôt couché, tantôt debout, il avoit la gueule entrouverte, ſes yeux étoient étincellans, ſa reſpiration étoit fort gênée, le ſeptième jour, on le trouva le matin occupé à mordre ſa chaîne, & les pierres de ſa loge, il étoit baigné de ſueur, ſa gueule étoit pleine d'une écume ſanguinolente; il fut dans cet état pendant trente-ſix heures, & au bout de ce temps il ſe coucha fort tranquille & étendu dans toute ſa longueur, je profitai de ce calme pour faire mettre dans ſa loge, au moyen d'un long bâton, une chaudiere pleine de vinaigre preſque bouillant, la loge fut entouré d'une toile qui empêchoit l'entrée de l'air extérieur, cet appareil reſta ainſi pendant une heure, alors j'ôtai la toile & j'apperçus le chien aſſis & ſe léchant les pattes de devant qui étoient ou douloureuſes ou écorchées par les efforts qu'il avoit faits pour gratter. Je lui fis donner de la ſoupe très-claire faite avec du beurre, du pain & du vinaigre chaud; il mangea peu d'abord & ſe remit à lécher ſes pattes, puis il retourna manger le reſtant de ſa ſoupe. Pendant un mois ce traitement fut ſuivi avec exactitude, les bains de vapeurs furent auſſi adminiſtrés chaque jour, & il ne ſurvint aucun nouvel accès. Le chien eſt encore vivant aujourd'hui, la truie a eu une portée depuis ſa guériſon, & le petit chien n'a point eu d'attaque.

Je certifie que ce Mémoire a été lu dans la Séance que la Société Royale de Médecine a tenue le 13 Décembre 1777, & qu'il eſt en tout conforme à l'original contenu dans les Regiſtres de la Compagnie, qui a déſiré qu'il ſoit imprimé & publié ſéparément. Ce 16 Octobre 1778. Signé VICQ D'AZYR, Secrétaire perpétuel.

Permis d'imprimer, ce 17 Octobre 1778. LENOIR.

www.ingramcontent.com/pod-product-compliance
Ingram Content Group UK Ltd.
Pitfield, Milton Keynes, MK11 3LW, UK
UKHW020928180726
13838UKWH00002B/820